JUAN LLORCA
MELISA GÓMEZ

Con 2 dientes y a bocados

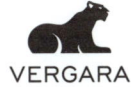

VERGARA

Papel certificado por el Forest Stewardship Council®

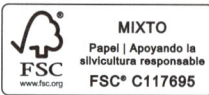

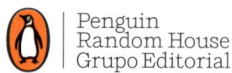

Primera edición: noviembre de 2024

© 2024, Juan Llorca Belda y Melisa Gómez Allué, por los textos
Este libro ha sido publicado por mediación de Ute Körner Literary Agent, www.uklitag.com
© 2024, Penguin Random House Grupo Editorial, S. A. U.
Travessera de Gràcia, 47-49. 08021 Barcelona
© 2024, Zeus Cobo Mellado, por las fotografías
© 2024, Verónica Coloma Alcaraz, por las ilustraciones

Penguin Random House Grupo Editorial apoya la protección de la propiedad intelectual. La propiedad intelectual estimula la creatividad, defiende la diversidad en el ámbito de las ideas y el conocimiento, promueve la libre expresión y favorece una cultura viva. Gracias por comprar una edición autorizada de este libro y por respetar las leyes de propiedad intelectual al no reproducir ni distribuir ninguna parte de esta obra por ningún medio sin permiso. Al hacerlo está respaldando a los autores y permitiendo que PRHGE continúe publicando libros para todos los lectores. De conformidad con lo dispuesto en el artículo 67.3 del Real Decreto Ley 24/2021, de 2 de noviembre, PRHGE se reserva expresamente los derechos de reproducción y de uso de esta obra y de todos sus elementos mediante medios de lectura mecánica y otros medios adecuados a tal fin. Diríjase a CEDRO (Centro Español de Derechos Reprográficos, http://www.cedro.org) si necesita reproducir algún fragmento de esta obra.

Printed in Spain – Impreso en España

ISBN: 978-84-19820-35-8
Depósito legal: B-14.532-2024

Compuesto en M. I. Maquetación, S. L.

Impreso en Gráficas 94 de Hermanos Molina, S. L.
Sant Quirze del Vallès (Barcelona)

VE 2 0 3 5 8

CONTENIDOS

INTRODUCCIÓN

Resumen rápido del BLW	**10**
¿Y si empezamos con cuchara?	**11**
¿Y si ponemos en marcha el BLW, pero alternamos con triturados (BLW mixto)?	**16**
Nos hemos puesto en marcha, pero… (situaciones frecuentes)	**18**
El menú familiar	**28**
BLW y el entorno	**31**
BLW al salir de casa	**33**
Dudas frecuentes	**35**
Sobre alergias y alimentación complementaria	**35**
Sobre heces y flatulencia	**37**
Sobre dietas especiales	**39**

RECETAS CON CARNE

Cuscús de pollo y verduras	**43**
Estofado de pavo y boniato	**44**
Muslitos de pavo en salsa de almendras	**45**
Quesadillas de pollo, aguacate y queso	**46**
Contramuslos de pollo en salsa de verduras y ciruelas	**48**
Tiras de cerdo en salsa de tomate	**49**
Hamburguesas de pollo y brócoli con salsa de yogur al curry	**50**
Nuggets de pavo	**52**
Ternera guisada con quinoa	**53**
Pollo al ajillo y limón	**54**

Guiso de ternera estofada goulash 55
Fiambre de cerdo 56

RECETAS CON PESCADO Y MARISCO

Croquetas de sardina 59
Quiche de bonito y puerros 61
Pastel de salmón 62
Barritas de merluza caseras 63
Arroz meloso de marisco 64
Filetes de gallineta al horno 66
Guiso de patatas y rape 67
Potaje de bacalao, garbanzos y judías 68
Bánh xèo (tortita vietnamita) 70
Albóndigas de salmón con salsa de eneldo 71

RECETAS CON HUEVO

Tortitas de calabacín, zanahoria, patata y queso 73
Huevos rellenos de aguacate y salmón 74
Strapatsada (revuelto de tomate y queso feta) 77
Shakshuka (pisto de verduras con huevo al horno) 78

RECETAS VEGETALES

Albóndigas de judías rojas en salsa de tomate 81
Pitas rellenas de guacamole y pico de gallo 82
Crema de verduras y tofu sedoso 85
Falafel de guisantes con tzatziki 86
Crepes de garbanzos 88
Noodles 89
Su primera pizza 90
Pasta con salsa cremosa de alubias blancas 92
Hamburguesa de quinoa, brócoli y coliflor 93

RECETAS DE CREMAS PARA UNTAR

Crema para untar de pimientos **95**
Crema para untar de berenjenas **96**
Crema para untar de champiñones **97**

RECETAS DE SNACKS

Bastones de polenta crujientes **99**
Tortitas de calabaza, trigo sarraceno y queso **99**
Rosquilletas de espelta y centeno **100**

RECETAS DULCES

Dónuts almendrados de lentejas **103**
Pumpkin cake (bizcocho de calabaza) **104**
Natillas de plátano y tahini **107**
Miniempanadillas de manzana y canela **108**
Magdalenas de yogur y frutos rojos **109**
Torrija de coco al horno **111**
Helado de melocotón, fresa y yogur **112**
Pan de leche **114**
Cookie de almendras, plátanos y pasas **115**

RECURSOS PRÁCTICOS

Todo sobre el hierro **118**
Alimentación complementaria respetuosa y positiva **122**
Cómo ofrecer los alimentos e ideas de platos **124**

Gracias a todas las familias que hacéis posible que, desde *Sin dientes y a bocados* hasta ahora, la alimentación infantil sea una prioridad en vuestras vidas, se convierta en un antes y un después en nuestra sociedad y pase de ser un trámite a una manera de cuidar la salud presente y futura de nuestros hijos.

Y gracias a Sonia, por crear junto con Melisa y conmigo la versión original del maravilloso libro *Sin dientes y a bocados*, todo fue gracias a tu mirada y letra pequeña.

JUAN LLORCA

A ti, que nos lees y nos permites estar a tu lado en esta etapa tan bonita, en la que los peques descubrirán nuevos sabores y aprenderán un poco más sobre el mundo que los rodea a través de cada bocado. Gracias por tus ganas de seguir aprendiendo y de acompañar este momento con amor.

A Olivia y Julieta, por ser lo más maravilloso que he creado jamás.

A Max, por el amor y cariño que me ha demostrado al cocinarme mientras escribía este libro y muchos otros días más, y a mi mamá, por creer en mí y alentarme siempre.

A Juan y a Sonia, por hacer posible *Sin dientes y a bocados* y abrir así la puerta a muchos proyectos bonitos, entre ellos, este libro.

MELISA GÓMEZ ALLUÉ

Introducción

RESUMEN RÁPIDO DEL BLW

Las siglas BLW provienen del anglicismo «Baby Led Weaning», que suele traducirse como «alimentación dirigida por el bebé» o «alimentación autorregulada». Se utilizan para hacer referencia a la forma de alimentación complementaria por la cual se ofrecen al bebé alimentos similares a los que come el resto de la familia, pero con pequeñas modificaciones para hacerlos seguros y adecuados para esta etapa (como dar cortes apropiados o preparar recetas sin agregar sal ni azúcar).

······································

Al poner en marcha el BLW lo que se persigue es que la alimentación sea perceptiva,[1] poniendo al bebé en el centro y que sea él mismo el que marque el ritmo de acuerdo con su desarrollo (porque han de cumplirse ciertos hitos para poder empezar) y necesidades (porque comerá los alimentos y las cantidades que elija de lo que le vayamos ofreciendo).

---

1. Según la Asociación Española de Pediatría, la alimentación perceptiva es aquella que responde a las necesidades del bebé.

¿Y SI EMPEZAMOS CON CUCHARA?

Es importante dejar claro que no existe una forma mejor que otra de empezar con la alimentación complementaria.

Es cierto que hemos mencionado que el BLW cuenta con diversos beneficios[2] y que puede ser una manera genial de establecer una buena relación con los alimentos y disfrutar juntos de las comidas en familia. Además, cuenta con una amplia evidencia en los más de veinte años que lleva estudiándose (aunque la practicamos desde la prehistoria) y no se ha podido demostrar que exista mayor riesgo de atragantamiento cuando se utiliza este enfoque.[3]

También parece obvio que el ambiente a la hora de comer resulta igual o más importante que el cómo ofrezcamos los alimentos y si, por el motivo que sea (el bebé está a cargo de otra persona en el momento de comer, no sentimos aún la seguridad que nos gustaría, entre otros) el empezar con cuchara nos parece la opción adecuada para nuestra familia, no hay motivo por el cual no se puedan extrapolar a esta forma de comer muchos de los principios de la alimentación perceptiva.

2. Para conocer los diversos beneficios del BLW, pueden leer *Sin dientes y a bocados*.
3. Brown, 2017. Disponible en. <https://onlinelibrary.wiley.com/doi/full/10.1111/jhn.12528>.

	BLW	PURÉS O PAPILLAS
CUÁNDO SE INICIA	A partir de los 6 meses, cuando el bebé cumple los hitos para dar este paso.[4] Si por algún motivo (siempre bajo la aprobación del equipo de salud) se tuviese que iniciar antes, se puede valorar comenzar con triturados, puesto que de lo contrario difícilmente se lograrán hitos como el sostén del tronco o la coordinación de mano-ojo-boca.	
LM - FÓRMULA	Siempre antes de cada comida (puede ser 1 hora, 45, 30, 15 o 5 minutos antes...), el tiempo dependerá de cada familia, pero debe ser suficiente para que el bebé pueda disfrutar de la comida sin frustrarse porque tiene mucha hambre y aún no es capaz de comer otros alimentos de forma tan eficiente.	
CÓMO SE INICIA	Ofreciendo trozos de alimentos en cortes apropiados (de un dedo de largo) que se acercan para que pueda cogerlos con la mano. También se pueden poner en la bandeja de la trona o en la mesa con un plato con ventosa para que el bebé los coja desde allí. Ofreciendo 1-2 trozos y más a medida que come para no abrumarlo. Es importante modelar la acción de comer el alimento y tener presente qué hacer ante situaciones como coger un trozo muy grande.	Ofreciendo una cuchara cargada con puré y modelando la acción de comerla. Evitaremos limpiar entre cada bocado si cae algo de comida y estar atento a las señales del bebé, que igualmente debe marcar el ritmo para que no lo alimentemos demasiado rápido.

4. Ver *Sin dientes y a bocados*.

	BLW	PURÉS O PAPILLAS
ALIMENTOS PARA OFRECER	Alimentos ricos en hierro, servidos en cortes fáciles de coger, sólidos blandos y sencillos de masticar junto con alimentos densos en energía y nutrientes. Mejorará el agarre de estos alimentos hasta lograr la pinza, cuando se podrán ofrecer sólidos cortados en trocitos más pequeños, siguiendo siempre los consejos de seguridad.	Alimentos ricos en hierro junto con otros densos en forma de puré suave que podrá ir progresando a puré con cachitos o trocitos y posteriormente a sólidos blandos y los alimentos que coma el resto de la familia con mínimas modificaciones (como los cortes seguros).
BENEFICIOS	El bebé come lo mismo que el resto de la familia, por lo que puede ganar mayor confianza (al ver a otros comer lo mismo que él) y aventurarse a probar más alimentos. Todos pueden comer a la vez. El bebé siempre decide si come y cuánto de lo que se le ofrece. El bebé marca el ritmo y la alimentación suele ser perceptiva.	Suele ensuciarse menos. Puede existir una mayor sensación o apreciación de que el bebé está comiendo lo que necesita. Puede que el bebé decida si come y cuánto come de lo que se le ofrece. Cualquier cuidador se siente capacitado para poner en marcha este tipo de alimentación. Menor sensación de riesgo y mayor tranquilidad (aunque la evidencia demuestre que el riesgo es igual para ambos métodos).

	BLW	PURÉS O PAPILLAS
POSIBLES DESVENTAJAS	El desorden y el tiempo para limpiar tras cada comida puede ser mayor. Desperdicio de comida. Algunas familias refieren mayor inquietud acerca de si sus bebés están comiendo la cantidad que necesitan y cubriendo minerales como el hierro.	Puede llevar a sobrealimentar al bebé y resulta más sencillo que este coma mayor cantidad de la que necesita, puesto que se pueden pasar por alto algunas señales de que está satisfecho. Se necesita un pymer o licuadora para poder preparar los purés. Limita la posibilidad de comer en familia, ya que el acompañante debe alimentar al bebé activamente y se complica el que coma al mismo tiempo.
CONSIDERACIONES	Sientes que puedes tolerar cierto desorden y te atrae la idea de permitirle al bebé que se tome su tiempo para explorar los alimentos, tocarlos y, cuando se sienta preparado, comerlos. Podrás tener la oportunidad de comer con tu peque y supervisar su comida de principio a fin. Podrás cocinar o preparar los alimentos o las preparaciones que se ofrecerán al bebé.	Sientes que te cuesta ceder el control del momento de la comida y prefieres minimizar el desorden ofreciendo los alimentos con cuchara. Te sientes ansiosa o te angustia que el bebé se lleve un trozo entero de comida a la boca. Podrás cocinar, preparar o comprar alimentos o recetas aptos para el bebé.

Fuente: Adaptado Family & Co Nutrition. Disponible en: <https://familyandconutrition.com/babyledweaning_or_spoon/>.

Puede que tras revisar las consideraciones sientas que quieres empezar por purés o triturados para luego progresar a sólidos o que deseas hacer un BLW mixto, en cualquiera de estos casos lo importante será permitir al bebé autorregularse, prestar atención a las señales de hambre y saciedad y practicar una alimentación perceptiva.

También será importante tener presente que es aconsejable que ofrezcamos sólidos entre los nueve y los doce meses, ya que se ha descrito una «ventana de oportunidad» en esta etapa para que la mayoría de los peques muestren buena actitud hacia las variaciones de textura y las acepten con mayor facilidad que si esperamos hasta más allá del año.

¿Y SI PONEMOS EN MARCHA EL BLW, PERO ALTERNAMOS CON TRITURADOS (BLW MIXTO)?

Existen numerosas circunstancias que pueden dar lugar a que nos planteemos abordar la alimentación complementaria tanto con triturados como con sólidos. Por ejemplo, si nuestro peque estará bajo el cuidado de alguien más, ya sean los abuelos, los cuidadores o un trabajador porque asista a un centro de educación infantil, en donde habrá que acompañar la alimentación de varios niños a la vez.

Puede que en ese momento todas las partes nos sintamos más tranquilas si se ofrecen triturados (aunque sepamos que no han de ocurrir mayor número de atragantamientos con sólidos, no todos tienen acceso a esta información ni están al tanto de cómo deben ser los cortes o las modificaciones necesarias, entre otros detalles), también puede que queramos incrementar la densidad nutricional que ofrecemos y esto resultará más sencillo en preparaciones tipo puré (en algunos casos puede ser más interesante que en otros) o que queramos descubrir la preferencia de texturas de nuestro peque, recurrir a cereales (no necesariamente en polvo) para facilitar la ingesta...

Además, tal vez a los seis meses hayas sentido que aún era pronto o quisieras ir más despacio, aunque tu peque mostrase señales de estar preparado (a veces necesitamos ir ganando confianza) o montones de situaciones más...

....

Se pueden combinar a la perfección distintos tipos de preparaciones (triturados, sólidos blandos, sólidos crujientes y más) y ofrecerlos en función de la disponibilidad o la conveniencia de la familia.

A diferencia de lo que se podía leer en blogs años atrás o lo que se compartía con las familias en consulta, el bebé no se confunde si se le ofrecen purés y luego sólidos, como por ejemplo un plato con espaguetis, simplemente aprenderá a masticar y a tragar diferentes texturas, del mismo modo que comer arándanos o sandía resulta diferente de ingerir una fruta más compleja como la piña.

El BLW ofrece ventajas a la hora de aprender a masticar, pero es posible ponerlo en marcha de forma flexible y adaptarlo a nuestra vida, rutina o necesidades, es decir, practicar un BLW a medida.

NOS HEMOS PUESTO EN MARCHA, PERO... (SITUACIONES FRECUENTES)

No toca la comida o la toca y juega con ella, pero no la prueba

Pueden existir diversos motivos por los cuales esto suceda, quizá el bebé necesite comprender poco a poco que le estamos ofreciendo comida (puede que aún no le resulte tan sencillo distinguir lo que es comestible de lo que no), tal vez requiera explorar y descubrir las texturas de los alimentos para sentirse preparado para probar o puede que al inicio prefiera hacerlo a través de una cuchara o precuchara para no mancharse las manos (lo que podría mejorarse a través de juegos sensoriales), entre otros motivos...

En estos casos puede resultar de apoyo modelar la acción de comer, exagerándola para demostrar los pasos a seguir (morder, masticar para triturar y tragar, sonriendo y disfrutando del proceso).

Es importante tomar en consideración también que, como solemos recomendar ofrecer lactancia antes de las comidas, puede que no tengan tanto apetito a la hora de comer, por lo que podríamos probar a espaciar un poco más las tomas de la comida (por ejemplo, una hora). Aun así, seguiremos priorizando la lactancia, por lo que no deberíamos desplazar tomas aún (especialmente al inicio), y poco a poco iremos encontrando el horario que mejor funcione para que tengan mayor disposición para probar y disfrutar aquello que les ofrecemos.

Apenas come

Cuando nuestros bebés empiezan a comer es habitual que toque reajustar las expectativas que teníamos acerca de este momento.

En el caso de un bebé sano,[5] solo él podrá saber cuánta comida necesita en cada momento, y esto nos suele resultar difícil de asimilar porque quizá hayamos recibido directrices con cantidades como por ejemplo doscientos mililitros de puré de ternera con verduras (menos mal que este tipo de consejos está cada vez más en desuso), porque hayamos visto bebés devorar un tazón de puré, comerse una hamburguesita entera (cada bebé es diferente) o nos hayan enseñado fotos de platos con muchas opciones y creamos que desde el inicio nuestro bebé ha de comer así, entre otros motivos.

Pero puede que ayude pensar en la lactancia materna, en la que no podremos ver cuántos mililitros de leche toma el bebé (porque con el biberón esto sí ocurre) y que se ha de ofrecer a demanda para que se pueda ir ajustando a sus necesidades. La alimentación complementaria debería ser una continuación de esta práctica, en la que poco a poco iremos ofreciendo distintos alimentos y el bebé decidirá si los prueba o no y cuánto come de cada alimento que se le ofrece. A medida que transcurran las semanas y la habilidad de alimentarse vaya mejorando, podrán pasar de comer un bocadito a dos o tres hasta comerse esa hamburguesita completa. Y todo esto mientras mantienen la lactancia (materna o con fórmula), que sigue siendo la principal fuente de nutrición hasta los doce meses.

Si pasadas algunas semanas no ves progreso alguno, siempre podrás consultarlo con el equipo de salud (pediatría y enfermería podrán confirmarte que el crecimiento se encuentra dentro de lo esperado y ofrecerte consejos, el dietista-nutricionista podrá valorar la ingesta y, en caso de necesitarlo, elaborar un plan de alimentación y el logopeda evaluará que la masticación y la deglución estén produciéndose correctamente).

---

5. Existen algunas circunstancias en las que puede que un bebé deje de comer, aunque lo necesite, puesto que siente dolor (como puede ocurrir en casos de reflujo gastroesofágico, alergias alimentarias, etcétera) o presenta alguna condición que le impide cubrir sus requerimientos y puede que necesite una intervención diferente.

Coge trozos muy grandes y no sabe qué hacer con ellos o se deja alimentos en la boca durante un tiempo prolongado

Esto puede pasar porque el bebé aún no es capaz de reconocer cuál es el tamaño adecuado de un mordisco o de dominar algunas de las tareas relacionadas con la masticación como coordinar la lengua para que mueva el alimento hacia las encías o rescatarlo si se ha quedado atrapado entre las encías y las mejillas. También puede que todavía no perciba tan claramente los estímulos sensoriales que le permiten saber en qué parte de la boca se encuentra la comida o que no se sienta seguro para tragársela y prefiera dejarla en alguna parte de su boca mientras sigue explorando o probando otros alimentos.

Si coge trozos muy grandes, puedes decirle: «Oh, oh, es un trozo muy grande», y enseñarle a escupirlo (modelando) para luego mostrarle cómo puede coger un trozo más pequeño. Poco a poco lo entenderá.

Si se deja la comida en la boca y ha pasado más de un minuto desde que masticó, pero no ha tragado:[6]

- Le puedes recordar que es hora de tragar (y mostrar con los dedos por fuera de la boca el recorrido que hará el alimento desde los labios hasta el estómago pasando por la garganta).

- Si esto no funciona, puedes enseñarle a tu peque a escupirlo (siempre se aconseja modelarlo de forma exagerada al inicio para que entiendan esta nueva acción).

- O si no, ofrécele un poco de agua, leche materna o fórmula infantil con un vaso abierto (con pajita o biberón puede que no logre mover el alimento de lugar).

- Como último recurso, retira el alimento con muchísimo cuidado para evitar el riesgo de atragantamiento. Identifica dónde se encuentra y con ayuda del dedo meñique (a modo de gancho), y por los lados en lugar de por el centro, desliza la comida fuera de la boca.

---

6. Solids Starts, 2024. Disponible en: <https://solidstarts.com/food-pocketing-why-baby-shoves-too-much-food-in-their-mouth/>.

Para evitar que esto siga ocurriendo:[7]

- Podemos ofrecer, adicionalmente en las comidas (y tal vez en algún rato destinado al juego), alimentos que ayudan al bebé a identificar distintos lugares de su boca y a aprender a masticar, como por ejemplo huesos de mango con poca pulpa, mazorca de maíz una vez extraídos los granos, de modo que, aunque el bebé no podrá masticarlos ni se ahogará con ellos porque son muy grandes, podrá chuparlos y trabajar la fuerza y coordinación al comer.

- Ofrece texturas que resulten más sencillas al inicio, algunas como la del pollo cocido pueden resultar más retadoras, pero si lo mezclamos con algún puré suave (de boniato o de calabaza) o con aguacate triturado, lo haremos más fácil de masticar y a medida que domine este tipo de textura y almacene menos comida en las mejillas, podremos progresar a alimentos más secos.

- Aunque pueda parecer extraño, o que no entienden aún lo que les decimos, contarle al bebé que ese trozo es muy grande o que esa comida es más difícil de masticar puede ayudarle poco a poco a ir aprendiendo acerca de los retos en alimentación e ir cogiendo trozos más pequeños.

- Existen estrategias que pueden ayudar a que el bebé aprenda sobre su boca, una de ellas es el cepillado dental o el uso de herramientas para estimulación oral, que pueden allanar el camino para retos mayores.

---

7. Adaptado de Solids Starts, 2024. Disponible en: <https://solidstarts.com/food-pocketing-why-baby-shoves-too-much-food-in-their-mouth/>.

Tira la comida

Los bebés suelen aprender a través de la experimentación y puede que sientan el impulso de tirar la comida al suelo, aplastarla con las manos o con los pies, mojarla con agua y muchas cosas más, con el fin de aprender acerca de las consecuencias naturales de las cosas que suceden a su alrededor y qué le pasa a la comida —y a nosotros— cuando realiza estas acciones, por lo que suele tratarse de una fase.

Pese a comprender todo esto, no deja de ser una conducta que nos gustaría limitar, por lo que se podría recoger la comida y al dejarla en el plato o bandeja decir: «La comida se queda en la mesa», y si continúa tirándola que: «La hora de comer terminó», y acto seguido retirar al bebé de la mesa. Si muestra que quiere seguir en la mesa, podremos decirle que pensamos que había terminado porque está tirando la comida, de modo que poco a poco asocie estos conceptos de que la comida ha de estar sobre la mesa y que, si la tira, sería un indicativo de que no quiere seguir comiendo.

Muerde los alimentos, pero los escupe

Esta fase o comportamiento no solo es normal, sino que incluso puede considerarse positiva, ya que nos indica que el bebé está aprendiendo acerca de cómo masticar, mover los alimentos en su boca y tragar trozos adecuados.

A modo anecdótico recuerdo haber experimentado esto con mis hijas, pero consideré especialmente curioso que, en el caso de la menor, por un lapso de dos o tres semanas se hizo muy evidente esta fase de escupir alimentos que antes puede que tragara, como los arándanos aplastados que cogía, masticaba y luego escupía. Así, durante esos días podías verme recoger arándanos o toda clase de restos alimentarios. Consulté con nuestra logopeda y me comentó que podría ser parte del proceso y que le diera algo más de tiempo. Dos semanas después ya había pasado.

Si tu bebé tiene entre nueve y doce meses y aún escupe todos o casi todos los sólidos que le ofreces, puede que necesite mayor apoyo para aprender a tragar, por lo que resulta interesante modelar este proceso y, ante las dudas, mejor consultar con un logopeda especializado en alimentación para valorar el caso, dotarnos de herramientas o de tranquilidad y seguir progresando.

No logramos progresar desde el puré suave hasta otros con trocitos

Esta es otra situación en la cual contar con una logopeda será de gran apoyo, puesto que no siempre resulta sencillo dar este paso, especialmente si se trata de niños que tienen más de doce o quince meses.

Dar la oportunidad de untar ciertas comidas en alimentos, como suele suceder con los untables (véanse las páginas 95-97) —el hummus que pueden comerlo con palitos de pepino, de pimiento, de apio, de pan…, del mismo modo con el guacamole, que pueden comerlo con palitos de pan de pita (véase la página 82) y con cualquier puré y algún alimento como las rosquilletas (véase la página 100)—, puede contribuir a que progresivamente toleren texturas distintas y a que el rechazo inicial hacia probar alimentos más sólidos se vaya reduciendo.

Le dan arcadas y siento pánico

Don't panic! Aunque sabemos que es difícil porque apenas están aprendiendo a comer desde hace días o semanas y aunque hay bebés que experimentan más arcadas que otros, lo cierto es que estas cumplen un papel muy importante en la prevención de ahogamientos, de modo que si llega a la boca algún alimento o trozo de este que pueda entrañar algún riesgo, a través de este reflejo podrá ser expulsado.

Las arcadas pueden aparecer ante un bocado muy grande o ante algo pequeñísimo que sabemos de forma objetiva que no constituye ningún riesgo (como las hilachas del plátano o de la mandarina), pero como el bebé aún está aprendiendo, puede que aparezcan con mucha facilidad.

Es importante diferenciar arcada de ahogamiento:

ARCADA	AHOGAMIENTO
La cara del bebé puede tornarse roja.	La cara o los labios del bebé podrían volverse azules por la falta de aire.
Al abrir la boca, la lengua se moverá hacia el frente.	La lengua no suele moverse hacia delante.
Escucharás sonidos de arcada o el bebé podrá llorar o quejarse. Por ello, la arcada suele asociarse a ruido.	El bebé estará en silencio y no podrá llorar. Si intenta hacer algún ruido sonará como que le está costando mucho esfuerzo o apenas como un silbido agudo. Por ello, el ahogamiento suele asociarse al silencio.
El bebé toserá y tomará aire para seguir tosiendo.	El bebé intentará toser sin éxito.
No pone en riesgo la salud del bebé, podrá resolverla por sí mismo y suele formar parte de aprender a comer.	Constituye un riesgo importante para la salud y la vida del bebé y se deben poner en marcha maniobras de rescate, esto es, necesitará tu ayuda para resolverlo.

Recomendamos siempre formarse en primeros auxilios, ya que nos prepara para muchos otros escenarios, pero también nos dota de herramientas para afrontar un posible ahogamiento, que podría producirse tanto con alimentos. como con juguetes u objetos. El riesgo es mayor entre los seis meses y los cinco años, pero es igual con BLW que con triturados pese a lo que se pueda pensar. Esta formación nos permitirá vivir con más confianza al saber cómo actuar ante una posible situación de riesgo.

Todas estas situaciones se consideran habituales y pueden entrar dentro de la normalidad de todo aquello que implica aprender a comer.

Si, por el contrario, no ves que las cosas estén progresando como crees, revisa este resumen con posibles «red flags» para que puedas buscar la ayuda oportuna.

TABLA DE RED FLAGS

Estas situaciones podrían considerarse «banderas rojas» o «que requieren atención» y posiblemente intervención, por lo que aconsejamos que de observar alguna de estas, consultes en breve con tu equipo de salud.

TU BEBÉ	TÚ (MADRE, PADRE O CUIDADOR)
- Muestra ganancia pobre de peso (ha caído más de dos percentiles en las curvas) o pérdida de peso. - Se atraganta, hace arcadas y tose en casi todas las comidas (no de forma puntual, sino que esto no le permite prácticamente comer, cada vez que intenta tragar se atraganta). - Presenta problemas para comer, con vómitos constantes. - No se lleva nada a la boca en torno a los 6-8 meses (no solo comida, sino tampoco juguetes ni las manos ni cucharas…). - Tiene más de 8 meses y solo quiere lactancia, no le apetece aún comer, probar o explorar otros alimentos (puede ser normal, pero ha de valorarse). - Evita todos los alimentos de ciertas texturas o grupos alimentarios (frutas, vegetales, proteínas). - Ha pasado por un incidente traumático en el que, tras atragantarse con un alimento, ha dejado de comer ciertas comidas. - Presenta problemas respiratorios o se le dificulta coordinar la respiración con su alimentación. - No acepta progresar de purés a alimentos de otras texturas en torno a los 10 meses y no quiere ningún alimento sólido a los 12 meses. - No es capaz de beber en taza en torno a los 16 meses. - Notas que el bebé llora o arquea la espalda en la mayoría de las comidas. - Solo come si se distrae con pantallas.	- Has reportado que tu bebé no come nada en más de dos chequeos médicos. - Sientes que las comidas son una batalla y que siempre estás en tensión o discutiendo en torno a la comida. - Crees que nadie puede alimentar a tu bebé porque resulta muy complicado. - Piensas que tu hijo es «mal comedor» y te resulta difícil lidiar con este tema o la alimentación de tu bebé te hace sentir ansiedad.

EL MENÚ FAMILIAR

Una vez se empieza con la alimentación complementaria y el bebé pasa a formar parte de la mesa familiar, se hace más presente la necesidad de ofrecer un menú saludable que todos puedan compartir, y resulta muy habitual, tanto en consulta como en talleres o charlas, que madres y padres quieran contar con ideas de menús o preparaciones en las que apoyarse para que esta tarea resulte más sencilla.

••

Con esto en mente, a continuación, encontrarás una plantilla de menú que puedes rellenar a tu gusto y cuarenta ideas de comidas y cenas para variar los alimentos que irás ofreciendo y la forma de prepararlos:

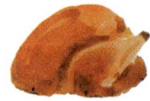

Con carne:

- Pollo salteado con mazorcas de maíz y ensalada de col y zanahoria
- Fajitas de pollo con pimientos
- Tallarines con pavo, brotes de soja y cacahuetes picados
- Wok de arroz integral con pavo y calabacín
- Muslos de pollo al horno con patatas y judías verdes
- Brochetas de pollo con verduras y palitos de yuca al horno (o en la freidora de aire)
- Pechuga de pollo en tiras con salsa de yogur y palitos de pepino
- Hígado de pollo a la plancha con tomate
- Salteado de tiras de ternera con fideos (de arroz o tallarines) y verduras
- Boloñesa de ternera
- Wok de quinoa con ternera y judías verdes o brócoli
- Escalopas de cerdo con puré de boniato y verduras salteadas

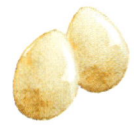

Con huevo:

- Tortilla a la francesa con calabacín
- Huevo revuelto con champiñones y tomate
- Tortilla de patata cocida con ensalada
- Salmorejo con huevo duro picado
- Huevo duro picados y chafados con aguacate y tomates cherry
- Tortilla francesa con bastones de boniato y ensalada
- Pastelitos de brócoli
- Huevos revueltos con guisantes
- Arroz a la cubana
- Ensaladilla (ensalada fría con patata y zanahoria) con huevo duro
- Arroz tres delicias con huevo (con lomo de cerdo en lugar de jamón)

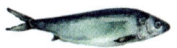

Con pescados:

- Salmón al horno con boniatos asados y guisantes salteados
- Sardinas a la plancha (separando con cuidado las espinas) con arroz y ensalada variada
- Gazpacho y bacalao a la plancha con patatas
- Ensalada variada con bonito y huevo duro
- Dorada al vapor con verduras
- Gambas al limón o brocheta de gambas con ensalada de aguacate y piña
- Lubina a la plancha con trigueros
- Merluza al horno o al vapor con verduras

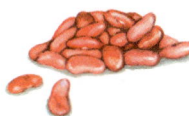

Con legumbres:

- Guiso de lentejas con verduras y arroz
- Ensalada griega con garbanzos
- Ensalada templada de lentejas con boniato
- Boloñesa de soja
- Poke bowl con tofu
- Ensalada mexicana con alubias pintas y maíz, aguacate y tomate
- Minestrone rápida (pasta con alubias blancas)
- Garbanzos salteados con patatas, verduras y pimentón
- Hummus con crudités
- Tabulé de quinoa con aguacate

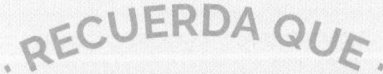

Madres, padres y cuidadores deciden el QUÉ, CÓMO, CUÁNDO y DÓNDE se ofrecen los alimentos (por ejemplo, ofreceremos tostada y plátano chafado con una precuchara y en una tirita de pan en el desayuno y en la cocina), mientras que el bebé decide SI PRUEBA o no lo que se ofrece, QUÉ come de lo que se ofrece (en el ejemplo anterior puede decidir comerse solo la tostada) y CUÁNTO come de lo que se ofrece (su apetito se ajusta de acuerdo al momento de crecimiento en el que está y deben escucharse sus señales de hambre y saciedad).

···

Puede que al ofrecer un alimento parezca que al bebé no le gusta, no desistas en la oferta, sin presionar ni insistir, tan solo ofreciéndoselo nuevamente en otra oportunidad, tal vez variando la presentación, pero teniendo presente que pueden ser necesarias quince o veinte exposiciones antes de que se animen a probar un alimento.

···

BLW Y EL ENTORNO

¿Qué pasa cuando estamos convencidos de que queremos practicar BLW en familia, pero nuestros padres, suegros, hermanos, cuñados, pediatras, enfermeros y otros nos dicen que es una locura?

....

En ocasiones puede que no pase nada, puesto que nos hemos preparado para ello y confiamos en que es el camino que queremos seguir, con independencia de las opiniones de otras personas. Pero en muchos otros casos puede que esto nos haga sentir cierta desconfianza y no sepamos cómo abordarlo junto con ellos para que todos nos sintamos seguros.

Pensando en esto, queremos dejarte esta biblioteca con recursos, tanto guías como vídeos que puedes compartir con ellos para que descubran que, desde que se empezó a hablar acerca de esta manera de ofrecer la alimentación complementaria a inicios de los 2000, mucho se ha descubierto y sabemos que ha venido para quedarse, ya que puede ofrecernos beneficios como favorecer el desarrollo motor, evitar la sobrealimentación, hacer más partícipe al bebé del proceso logrando que pueda disfrutarlo más y ser más aventurero, lo que derivará en una dieta más variada, entre otros (en *Sin dientes y a bocados* encontrarás un listado sobre esto).

Aunque existen muchos más, estos recursos están avalados por instituciones fiables y en castellano:

Agencia de Salud Pública de Cataluña, *La alimentación saludable en la primera infancia*, Barcelona, 2022. Disponible en: <https://www.aesan.gob.es/AECOSAN/docs/documentos/nutricion/educanaos/alimentacion_saludable_1infancia_2022.pdf>.

Gómez Fernández-Vegue, Marta, *Recomendaciones de la Asociación Española de Pediatría sobre la alimentación complementaria*, 2018. Disponible en: <https://www.aeped.es/sites/default/files/documentos/recomendaciones_aep_sobre_alimentacio_n_complementaria_nov2018_v3_final.pdf>.

Si pese a esto las dudas persisten entre vuestros allegados o se producen comentarios como que tú o tu pareja crecisteis con triturados y fue genial, siempre se podrá considerar la práctica de un BLW mixto (especialmente si ellos van a ofrecerle alguna comida) o, como ocurrirá en muchos otros temas de crianza, se podrá tomar en cuenta lo comentado, dar las gracias por preocuparse y querer participar en la alimentación de los más peques de la casa, pero expresar el deseo de querer hacerlo de este modo, aunque comprendemos que es diferente y que por ello pueda generar inquietud. Cuando sean testigos de todo lo que los peques conseguirán alimentándose por sí mismos, estas dudas quedarán en el olvido para dar paso a una mayor confianza y disfrute.

BLW AL SALIR DE CASA

Una de las dudas frecuentes que nos hacen llegar tras hacer nuestros cursos o consultas es cómo adaptamos el BLW cuando nos vamos de viaje, ¿qué debemos tener en cuenta o preparar?

••

Realmente resultará sencillo poder practicar el BLW allá donde vayamos, ya que de acudir a un hotel, resort o crucero con bufet libre, encontraremos frutas disponibles, distintos tipos de pan, aceite y en algunos casos también habrá tomate o podremos pedir una tortilla francesa, seguro que también habrá yogur natural o algún queso fresco.

En caso de querer llevarnos la comida de casa, preferiremos aquellas preparaciones seguras que aguantan mejor la acción del calor, como por ejemplo tortitas, algunos muffins o magdalenas de avena con fruta o galletas de plátano con avena. Dependiendo de la edad de nuestro peque podremos llevar fruta deshidratada, una opción muy conveniente y que, a diferencia de la fruta fresca, resiste muy bien el calor y el paso del tiempo.

Podríamos llevar rosquilletas de pan sin sal, hummus y algún potito casero o comercial si nos tocara comer fuera al mediodía o en la cena. Allá donde vayamos seguro que encontraremos alimentos fiables que podremos adaptar o en casi cualquier restaurante podrán prepararnos opciones como verduras salteadas, patatas o puré sin sal.

Por todo ello, podremos salir de casa con la tranquilidad de que allá donde vayamos encontraremos la manera de compaginar el BLW con nuestras vacaciones o escapadas o con cualquier otro motivo que nos haga salir de casa.

Opciones para incluir en el bolso de la merienda:

- Pumpkin cake (véase la página 104) o bizcochitos de zanahoria (*Sin dientes y a bocados*, página 42).
- Magdalenas de yogur y frutos rojos (véase la página 109).

- Dónuts almendrados de lentejas (véase la página 103).
- Rosquilletas de espelta y centeno (véase la página 100).
- Cookie de almendras, plátanos y pasas (véase la página 115) o galletitas de avena (*Sin dientes y a bocados*, página 38).
- Tortitas de plátano, de calabacín y avena o de alubias (todas en *Sin dientes y a bocados*, páginas 49, 51 y 52, respectivamente).
- Frutas frescas como plátanos, mandarinas...

Entre otras muchas más.

DUDAS FRECUENTES

SOBRE ALERGIAS Y ALIMENTACIÓN COMPLEMENTARIA

¿Cómo puedo saber si algún alimento le produce alergia?

Porque horas (desde inmediatamente después hasta 48 o 72 horas) tras su ingesta aparece alguna urticaria o eccema, tos o estornudos, náuseas, vómitos, diarrea, entre otros que nos hacen pensar que algo no va bien. En este caso se ha de retirar el alimento y consultar con su pediatra.

¿Puede un alimento causar una reacción alérgica en la primera prueba o contacto?

En principio no, pero podría ocurrir que el bebé haya estado expuesto al alérgeno previamente, por ejemplo a través de la lactancia materna o la fórmula infantil (esta última se ha relacionado con la aparición de alergia a la proteína de leche de vaca, especialmente cuando se ofrece un biberón al recién nacido, que luego es alimentado con leche materna, y al volver a probar lácteos muestra alguna reacción desfavorable), por lo que siempre se ha de prestar atención a cualquier signo o síntoma relacionado con alergias una vez probemos algún alimento nuevo, sobre todo si se trata de algún alérgeno alimentario como lactosa, huevo, pescados o mariscos, sésamo, soja, gluten, cacahuetes u otros frutos de cáscara.

¿Es necesario dar tres días cada alimento o cómo podemos progresar?

Anteriormente se recomendaba esperar de tres a cinco días tras probar un nuevo alimento para progresar con la prueba de otro nuevo, pero esto se solía aconsejar por mera prudencia, puesto que no existen estudios que concluyan acerca del tiempo óptimo de espera entre pruebas de alimentos, por lo que con el paso de los años se ha visto que sería suficiente con esperar un día (incluso en ocasiones se prueban dos alimentos a la vez como ocurriría con por ejemplo con la patata y el aceite de oliva) y solo dejar tres días entre alimentos al probar algún alérgeno alimentario.[8]

¿Y si alguno de los padres es alérgico? ¿Podrá serlo el bebé? ¿Debería tener más cuidado a la hora de ofrecer alimentos por primera vez?

Podría serlo, pero no está claro aún cuál sería la probabilidad de que esto ocurra y puede que hayan de tomarse distintos factores en cuenta (por ejemplo, la severidad de la reacción del padre o madre o hermano) para determinar el mejor camino a seguir. Lo más idóneo será conversarlo en la consulta de pediatría para tomar la mejor decisión de manera informada.

Puedes leer más sobre este tema en la página de la Sociedad Española de Inmunología Clínica, Alergología y Asma Pediátrica (SEICAP): <https://seicap.es/prevencion-de-la-alergia/>.

---

8. Proteína de leche de vaca (PLV) presente en lácteos, huevo, gluten, trigo, soja, pescados y mariscos, cacahuetes y frutos de cáscara (pistachos, almendras, anacardos...), sésamo.

SOBRE HECES Y FLATULENCIA

Hemos notado cambios en las evacuaciones. ¿Es normal?

∙∙∙

Puede serlo, las primeras semanas tras empezar con la alimentación complementaria es habitual notar cambios tanto en el color como en la consistencia de las heces o en la frecuencia de las evacuaciones. También es normal encontrar pequeños restos alimentarios, puesto que la masticación y la posterior digestión en el intestino aún no son tan eficientes como para romper las fibras de muchos alimentos.

ES NORMAL	CONSULTA CON TU PEDIATRA
Color mostaza, verdoso, marrón claro u oscuro.	Color gris, rojo, blanco o negro.[9]
Consistencia pastosa o con forma de salchicha o de masas blandas.	Consistencia líquida (durante más de 24-48 horas), bolitas duras, salchicha dura o seca (dolor al evacuar).
Puede contener restos alimentarios ocasionalmente.	Siempre aparecen restos alimentarios y no se evidencia la formación de las heces (lucen deshechas).

---

9. Academia Americana de Pediatría, 2024. Disponible en: <https://www.healthychildren.org/Spanish/ages-stages/baby/Paginas/the-many-colors-of-poop.aspx>.

¿Qué puedo hacer si está estreñido?

Entendemos como estreñimiento «la disminución en la frecuencia de la emisión de heces, cualquiera que sea su consistencia o volumen (menos de tres a la semana). Pero también puede ser definido como las deposiciones dolorosas acompañadas de llanto en el niño o si existe retención de heces».[10]

Si esto ocurre, se ha de consultar con el pediatra y se puede:

- Ofrecer, de forma progresiva, una dieta rica en fibra (frutas, vegetales, legumbres…) junto con los líquidos adecuados.

- Agregar una cucharadita (5 mililitros) de aceite de oliva virgen extra sobre las comidas antes de ofrecerlas.

- Preferir los cereales integrales.

- Practicar el masaje infantil para estimular la motilidad intestinal (resultaría de apoyo acudir a un fisioterapeuta infantil) y realizar baños templados cada día para relajar la musculatura abdominal.

---

10. Sánchez Ruiz, Francisco; Francisco Javier Gascón Jiménez y Jesús Jiménez Gómez, «Estreñimiento y encopresis». Disponible en: <https://www.aeped.es/sites/default/files/documentos/8-estrenimiento.pdf>.

SOBRE DIETAS ESPECIALES

¿Qué adaptaciones necesitaríamos tener presentes para hacer un BLW vegano?

....

Para ofrecer una dieta adecuada en esta etapa se debería tener en cuenta la suplementación con vitamina B12 (en todos los bebés que sigan dieta vegetariana o vegana, preferiblemente desde los seis meses) y vitamina D (al menos de los seis a los doce meses en bebés alimentados con lactancia materna). Se podrían valorar otros suplementos (como el omega-3) de ser necesarios, para lo que podría consultarse con un dietista o nutricionista especializado.

Más allá de esto, se sustituirán los alimentos de origen animal por alternativas vegetales: lácteos por bebida de soja o yogur vegetal enriquecido en calcio, huevo por alimentos que aporten colina como derivados de la soja, crema de cacahuetes, quinoa; carnes o aves por legumbres y derivados, y pescados o mariscos por alimentos que aporten proteínas vegetales y alimentos ricos en precursores de omega-3 como el aceite de lino o las semillas molidas de chía o lino.

¿Puede el BLW implementarse bajo el enfoque de dieta macrobiótica o crudivegana?

....

No está estudiada su seguridad en esta etapa, por lo que se desaconseja implementarlas.

¿Y con dieta cetogénica?

....

La dieta cetogénica tiene indicaciones concretas en la infancia y, en caso de considerar su puesta en marcha, ha de hacerse de la mano de un nutricionista especializado que trabaje en conjunto con el resto del equipo de salud para garantizar un adecuado crecimiento y desarrollo.

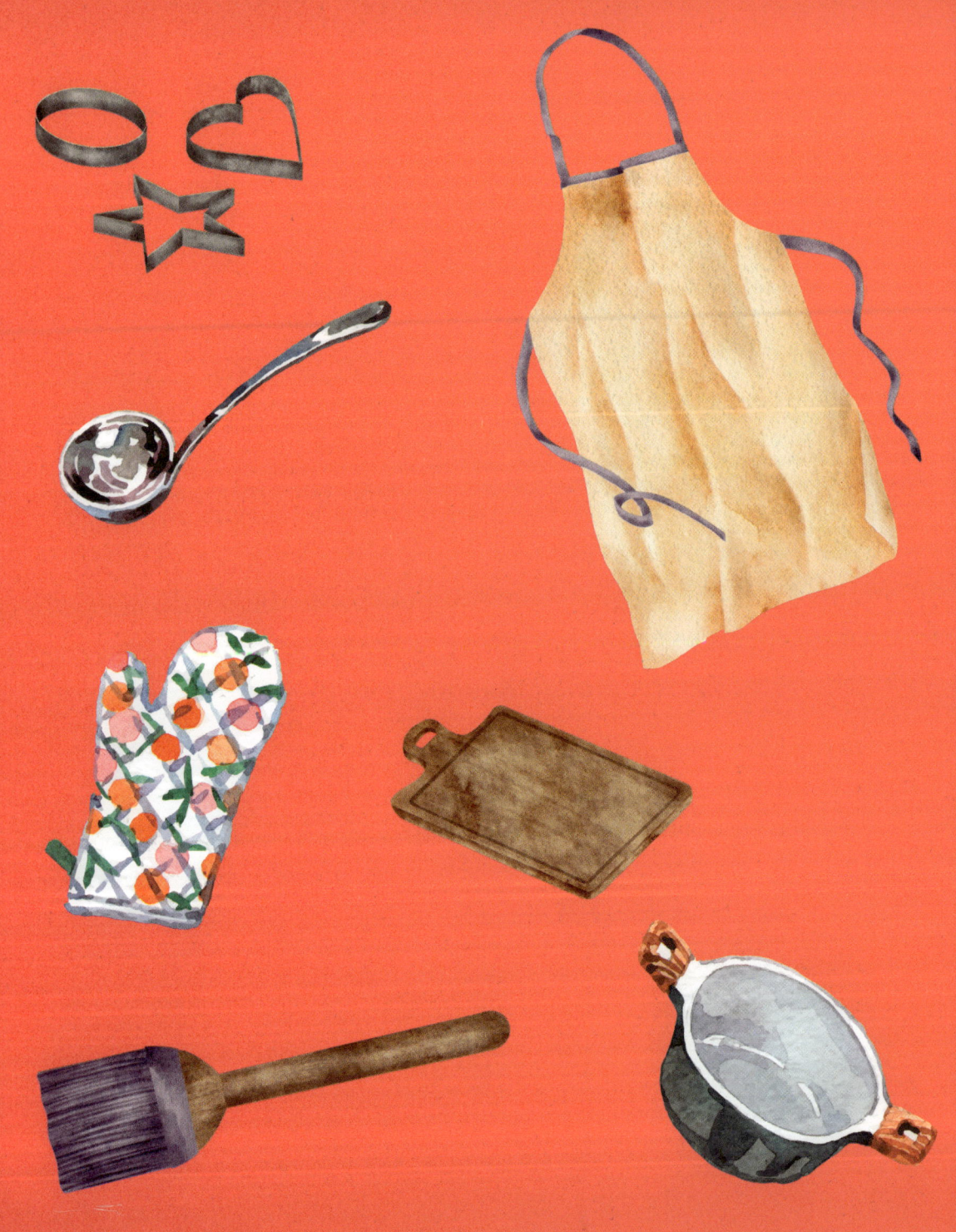

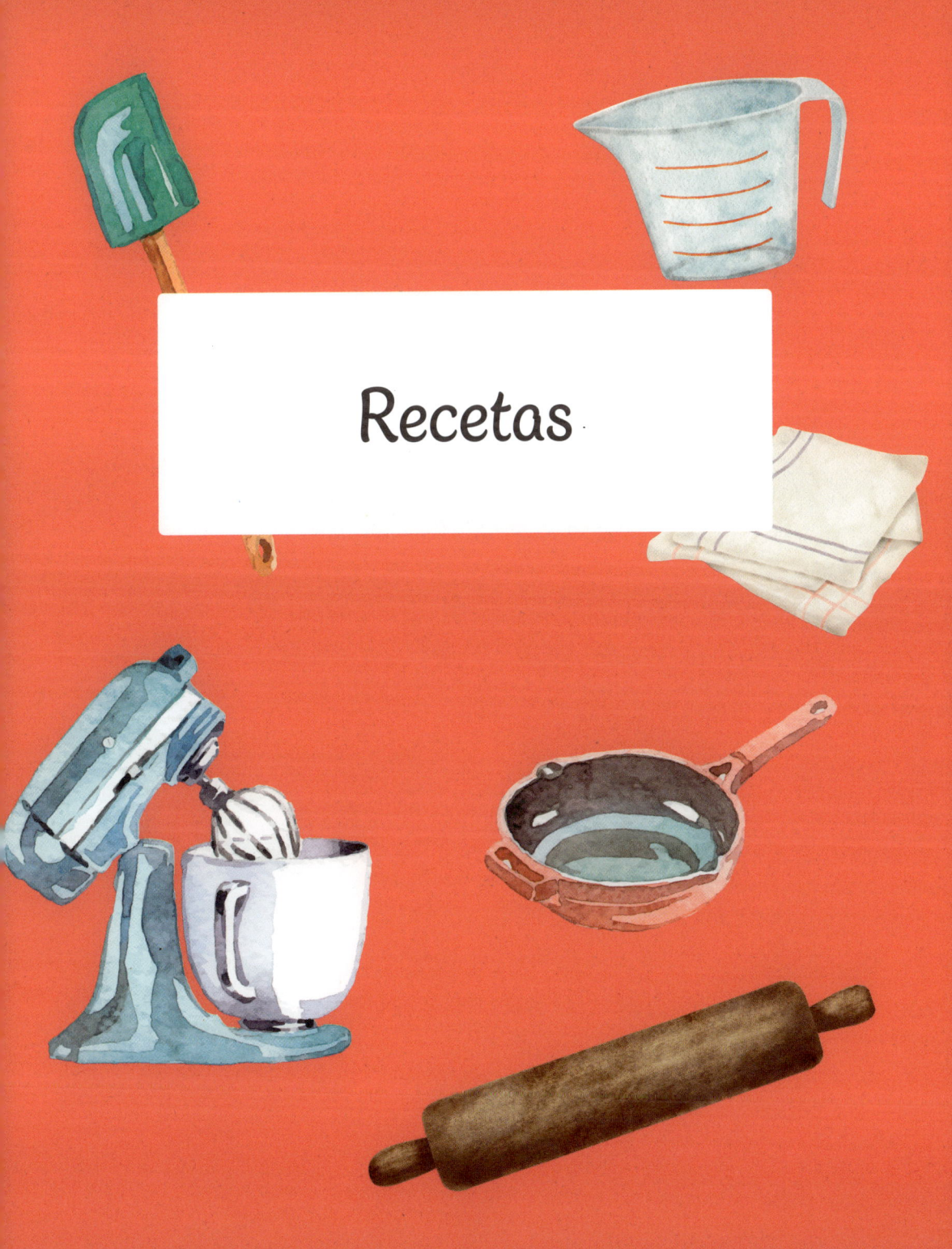
Recetas

Recetas con carne

CUSCÚS DE POLLO Y VERDURAS

- 2 cucharadas de AOVE
- 1 diente de ajo
- 1 cebolla
- 1 pimiento verde
- 1 pimiento rojo
- 1 calabacín
- 350 g de pechuga de pollo
- 200 g de cuscús
- 200 ml de agua
- Zumo de limón

- Alérgenos: gluten
- Tiempo de elaboración: 1 hora
- Raciones: 6 personas
- Opción vegana: sustituir el pollo por seitán, legumbres o verduras
- Opción sin gluten: utilizar cuscús sin gluten o sustituir por otro cereal sin gluten como el trigo sarraceno

En una sartén, ponemos una cucharada de aceite y rehogamos el ajo picado y la cebolla cortada en trozos pequeños durante 5 minutos. A continuación, partimos en trozos el pimiento verde, el pimiento rojo y el calabacín. Una vez cortadas todas las verduras, las añadimos a la sartén junto con el ajo y la cebolla, también cortadas a trozos y dejamos que se cocinen durante 15 minutos a fuego medio. Cortamos en tacos la pechuga de pollo y la añadimos a la sartén.

Cocinamos las verduras con el pollo durante 10 minutos con la sartén tapada para conservar todos los jugos que desprenden el pollo y las verduras.

Para hacer el cuscús, ponemos 200 g de cuscús en un bol y le añadimos 200 ml de agua caliente. Lo tapamos y lo dejamos reposar durante 5 minutos.

Transcurridos los 5 minutos, añadimos 1 cucharada de aceite de oliva virgen extra y unas gotas de zumo de limón. Para que el cuscús quede suelto, lo removemos con un tenedor.

Volcamos las verduras guisadas con el pollo encima del cuscús y mezclamos todo antes de servirlo.

TIPS
Aunque esta es la receta de cuscús original, podemos acompañarlo de las verduras o legumbres que más nos gusten.
También podemos utilizar el mismo guiso de pollo con otro cereal tipo arroz cocido o quinoa.
El cuscús cocido puede guardarse en la nevera 2-3 días y añadirle el acompañamiento que queramos cuando vayamos a comer.

ESTOFADO DE PAVO Y BONIATO

- Aceite de oliva
- 2 dientes de ajo
- 2 cebollas
- 2 zanahorias
- 1 puerro
- 1 manzana
- 500 g de pavo cortado en dados
- Pimienta
- 500 ml de caldo de pollo o agua
- 2 boniatos grandes
- Laurel
- Tomillo

- Tiempo de elaboración: 35 minutos
- Raciones: 6 personas
- Se puede congelar

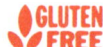

En una cazuela comenzamos sofriendo con un poco de aceite los ajos partidos y a continuación añadimos las cebollas, las zanahorias, el puerro y la manzana picados finos.

Cuando las verduras estén bien pochadas añadimos la carne de pavo con un poco de pimienta, le damos un par de vueltas y lo cubrimos con caldo de pollo o agua.

Incorporamos los boniatos cortados en dados y el laurel junto con el tomillo, puede ser fresco o seco, y lo dejamos cocer unos 25-30 minutos.

Una vez la carne esté tierna al igual que el boniato, el estofado estará listo.

TIPS

Como casi todos los guisos se puede hacer el día anterior y estará más bueno una vez repose, ya que todos los sabores se integrarán mucho mejor.

Esta misma receta la podemos utilizar con otros tipos de carne como cerdo, ternera o pollo.

Podemos sustituir el boniato por patata.

Se puede triturar para hacerlo papilla.

MUSLITOS DE PAVO EN SALSA DE ALMENDRAS

- Aceite de oliva
- 6 jamoncitos de pavo
- 3 dientes de ajo
- 1 cebolla
- 2 rebanadas de pan normal
- 120 g de almendras crudas peladas
- 250 ml de caldo de pollo

- Alérgenos: gluten, frutos secos con cáscara
- Tiempo de elaboración: 45 minutos
- Raciones: 6 personas
- Opción sin gluten: utilizar pan sin gluten para la salsa

En una cazuela doramos los muslitos de pavo con una cucharada de aceite de oliva.

Una vez dorados añadimos los ajos y la cebolla picados y cocinamos unos minutos hasta que se pochen las verduras.

Mientras, en otra sartén tostamos las rebanadas de pan y las almendras, con cuidado de que no se quemen y añadimos las almendras a la cazuela del pavo, el pan lo reservamos para el final.

Incorporamos el caldo de pollo hasta cubrir el pavo, valdría agua si no tenemos caldo, y lo dejamos cociendo unos 25 minutos hasta que la carne esté tierna, sabremos que está listo cuando la carne se separe del hueso fácilmente.

Una vez lo tenemos cocido, retiramos el pavo de la salsa y la trituramos tras incorporar el pan tostado, si vemos que está demasiado espesa podemos añadirle un poco de agua o caldo.

Agregamos el pavo a la salsa y cocinamos 5 minutos más para que se integre bien la salsa con la carne.

TIPS
Esta receta está mucho más rica si la preparamos con antelación, ya que tanto la salsa como la carne cogen mucho más sabor.
La salsa de almendras acompaña muy bien cualquier tipo de carne o pescado, por lo que podemos utilizarla para otras elaboraciones.

QUESADILLAS DE POLLO, AGUACATE Y QUESO

- 2 pechugas de pollo
- 2 aguacates maduros
- 180 g de queso rallado (el que más nos guste)
- Cilantro
- 1 lima
- Pimienta
- 8 tortitas de trigo o maíz

- Alérgenos: gluten y lactosa
- Tiempo de elaboración: 45 minutos
- Raciones: 4 personas
- Opción sin gluten: utilizar tortitas de maíz
- Opción sin lactosa: sustituir por queso sin lactosa
- Opción vegana: usar soja texturizada y queso vegano

Empezamos asando las pechugas de pollo a la plancha o en el horno.

Una vez las tenemos cocinadas, las desmigamos y en un bol las mezclamos junto con los aguacates troceados y el queso rallado.

Añadimos el cilantro picado, el zumo de la lima y la pimienta.

Montamos la quesadilla con las tortitas, como si de un sándwich se tratara, lo llevamos a una sartén caliente y lo doramos por las dos caras.

Cortamos en triángulos y servimos.

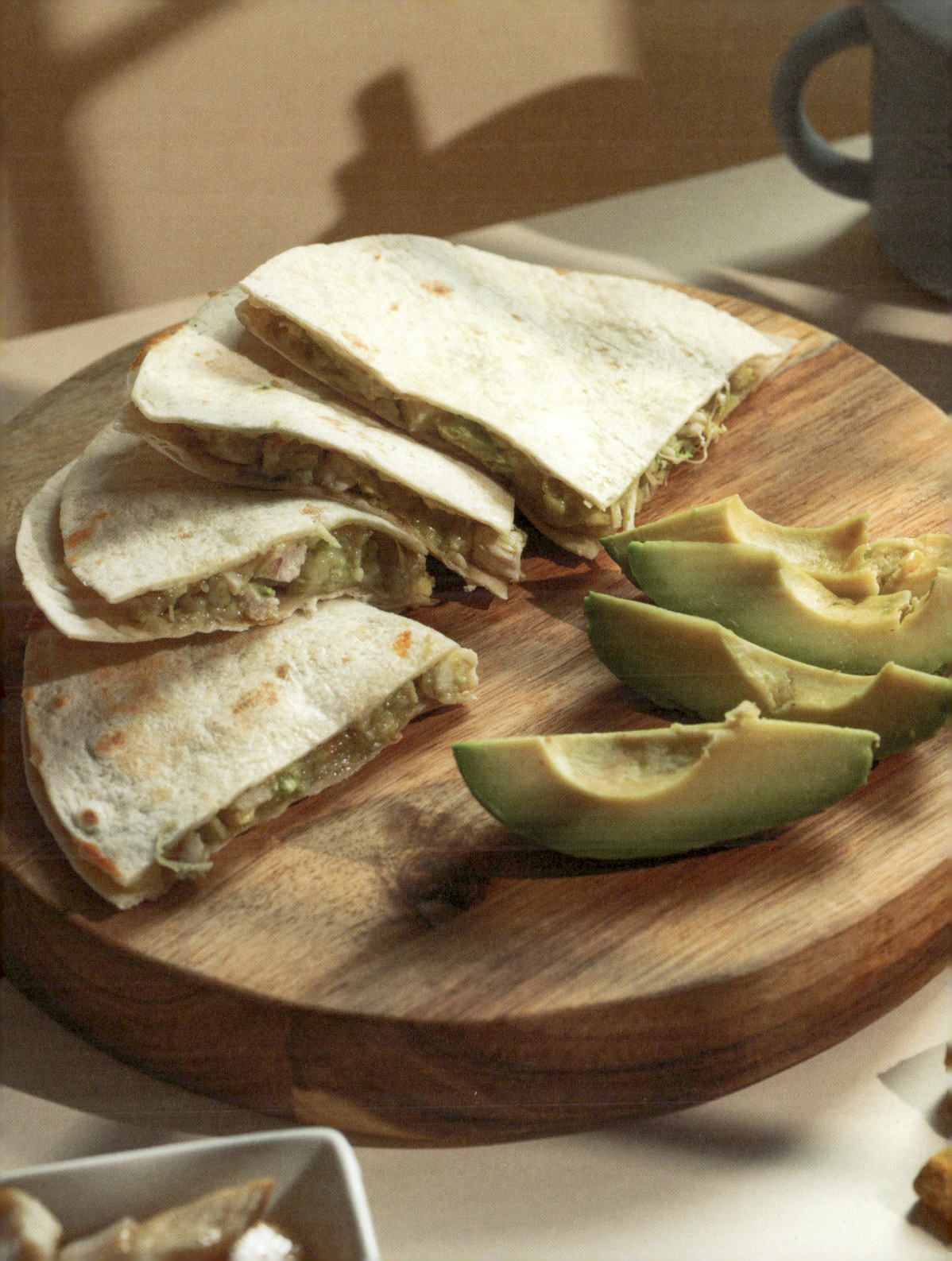

CONTRAMUSLOS DE POLLO EN SALSA DE VERDURAS Y CIRUELAS

- Aceite de oliva
- 4 contramuslos de pollo
- 2 cebollas
- 2 zanahorias
- 4 ciruelas amarillas o rojas
- 3 dientes de ajo
- ½ litro de caldo de pollo
- El zumo de 1 limón
- 2 hojas de laurel

- Tiempo elaboración: 60 minutos
- Raciones: 4 personas
- Se puede congelar

Ponemos una cazuela al fuego con un chorrito de aceite de oliva, doramos los contramuslos y reservamos.

Mientras, vamos picando las cebollas, los dientes de ajo, las zanahorias y las ciruelas y lo sofreímos en la misma cazuela para aprovechar los jugos que ha dejado el pollo.

Añadimos los contramuslos y lo cubrimos con un vaso de caldo de pollo, el zumo de un limón y las hojas de laurel.

Dejamos cocinar unos 35 minutos hasta que veamos que el hueso se separa de la carne.

Para elaborar la salsa pasamos a un vaso batidor todas las verduras y el jugo y trituramos hasta que quede bien fina.

TIPS
Una vez cocinado lo podemos conservar durante días y al volver a calentar la salsa queda igual de jugoso que recién hecho.
Si lo desmigamos es perfecto para acompañar un arroz o una pasta.
Si no tenemos ciruelas de temporada, podemos utilizar ciruelas secas o sustituir por cualquier otra fruta tipo manzana, piña...
Se puede triturar para hacerlo papilla.

TIRAS DE CERDO EN SALSA DE TOMATE

- 700 g de magro de cerdo en tiras
- Aceite de oliva
- 1 pimiento verde
- 1 pimiento rojo
- 1 cebolla
- 2 dientes de ajo
- ½ litro de tomate frito
- 200 ml de caldo de pollo
- 1 hoja de laurel

- Tiempo de elaboración: 45 minutos
- Raciones: 6 personas
- Se puede congelar

GLUTEN FREE DAIRY FREE

En primer lugar, doramos las tiras de cerdo en una cazuela con un chorrito de aceite de oliva y retiramos.

En la misma cazuela donde hemos dorado la carne, sofreímos todas las verduras cortadas en trocitos pequeños.

Una vez las tenemos pochadas, añadimos la salsa de tomate, el vaso de caldo de pollo y el laurel. Volvemos a introducir la carne y la dejamos cocinar unos 40 minutos a fuego muy suave.

Una vez esté muy tierna, que casi se deshaga, está listo.

TIP

Se puede hacer con tiras de pavo o pollo.

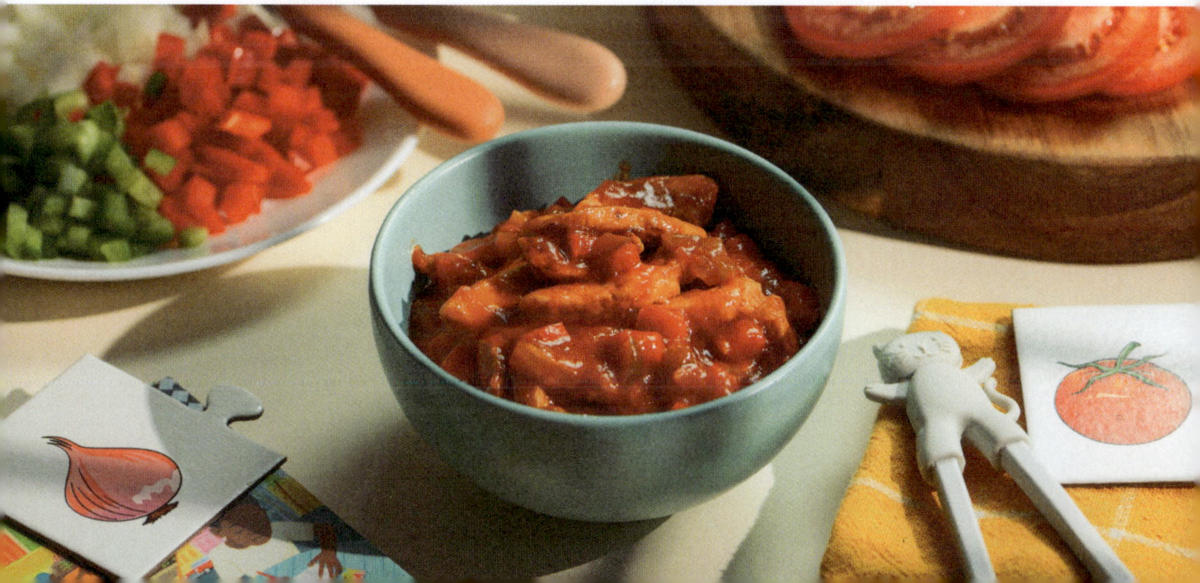

HAMBURGUESAS DE POLLO Y BRÓCOLI CON SALSA DE YOGUR AL CURRY

Hamburguesas:
- 150 g de ramilletes de brócoli (mejor guardar los troncos para una crema)
- 1 diente de ajo
- ½ cebolla
- 350 g de pollo picado
- Cúrcuma
- 1 cucharada de aceite oliva

Salsa de yogur al curry:
- 150 g de yogur natural sin azúcar (tipo griego)
- 1 cucharada de curry en polvo
- 1 cucharada de AOVE
- 1 ramillete de cebollino

- Alérgenos: lactosa (la salsa)
- Tiempo de elaboración: 25 minutos
- Raciones: 4 personas
- Se puede congelar

Cocemos en primer lugar los ramilletes de brócoli durante 2 minutos una vez el agua esté hirviendo.

Cuando esté cocido lo picamos muy finamente al igual que el ajo y la cebolla, podemos ayudarnos de un robot de cocina o de una picadora si tenemos.

Mezclamos en un bol las verduras picadas junto con la carne de pollo y añadimos una pizca de cúrcuma.

Formamos bolas de unos 100 g y aplastamos para crear las hamburguesas.

Las podemos cocinar a la plancha o al horno con la cucharada de aceite de oliva.

Para elaborar la salsa mezclamos en un bol el yogur junto con 1 cucharada de curry en polvo, la cucharada de aceite de oliva y el cebollino picado.

TIPS
*Una vez formadas, las podemos conservar en el frigorífico 3-4 días sin problema o congelarlas por más tiempo.
Podemos sustituir el brócoli por otra verdura que nos guste más, siguiendo la misma elaboración.*

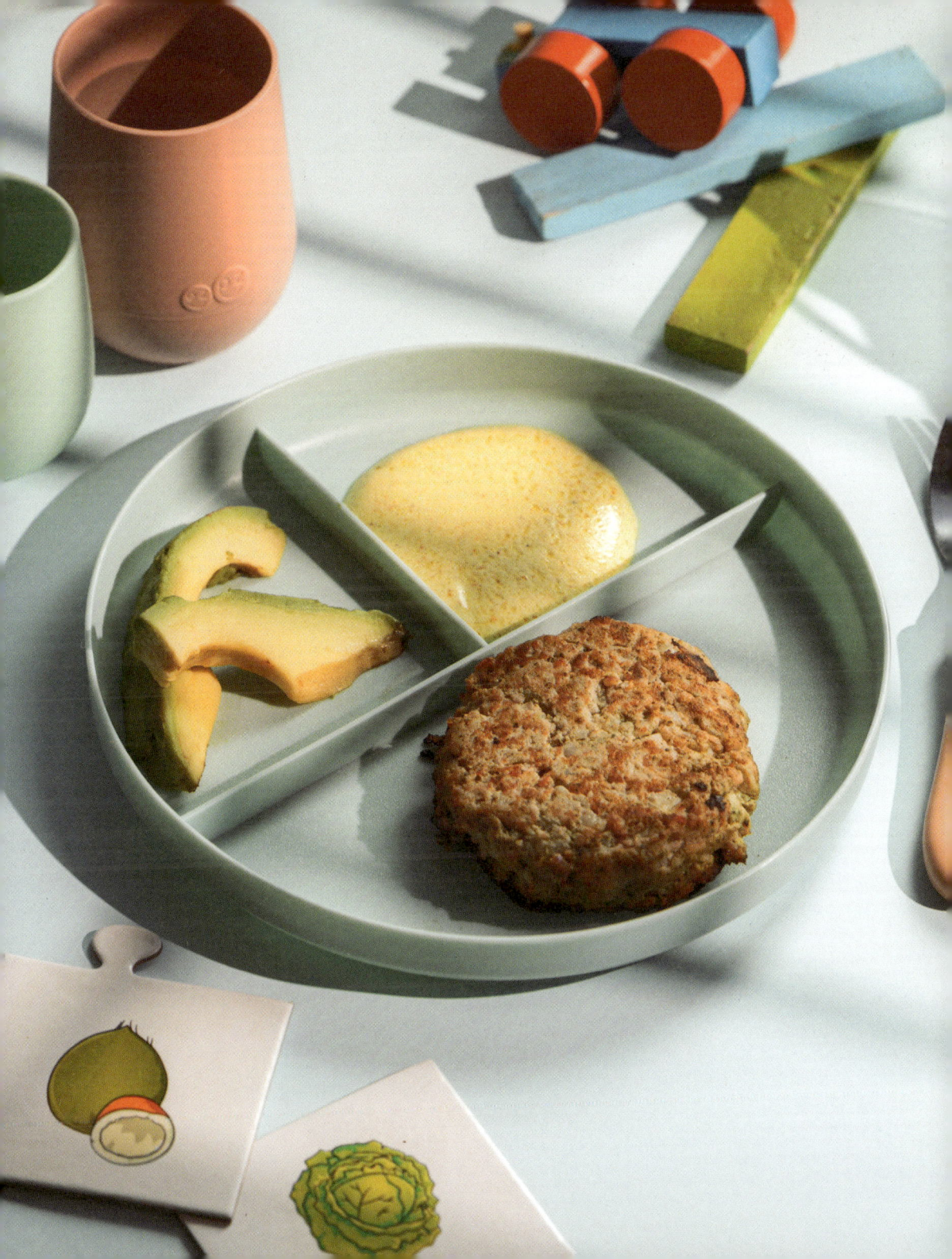

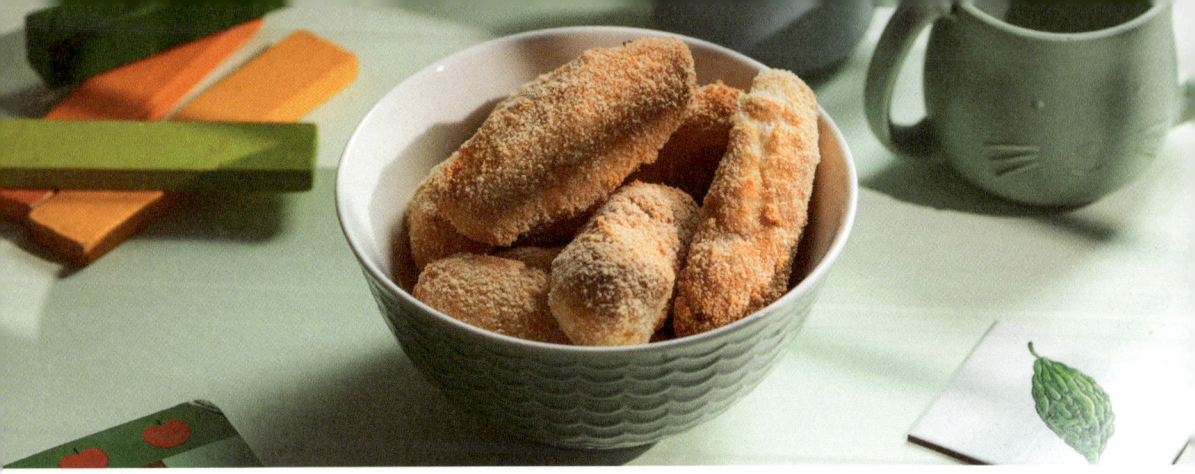

NUGGETS DE PAVO

- 80 ml de leche de vaca o bebida vegetal
- 100 g de miga de pan o pan rallado
- 300 g de carne de pavo picada (pechuga o muslo)
- Pimienta
- 2 huevos
- 100 g de pan rallado

- Alérgenos: gluten, lactosa y huevo
- Tiempo de elaboración: 45 minutos
- Raciones: 4 personas
- Opción sin gluten: sustituir el pan del empanado y la mezcla por un preparado sin gluten o por copos de maíz
- Opción sin lactosa: utilizar una bebida vegetal para el relleno
- Se puede congelar

En primer lugar, calentamos la leche en un cazo o en el microondas y una vez caliente le añadimos la miga de pan para formar una masa.

Por otro lado, en un bol, mezclamos la carne de pavo picada con un poco de pimienta, aquí podemos añadir las especias que más nos gusten y le incorporamos la miga de pan con leche. Mezclamos todo bien y dejamos reposar unos 10 minutos.

Después, formamos los nuggets de un tamaño no muy grande, los pasamos por huevo y pan rallado y los vamos colocando en una bandeja de horno con papel vegetal.

Horneamos 6 minutos por cada lado a una temperatura de 180 °C.

TIPS
*Una vez empanados los podemos conservar en la nevera un par de días antes de hornear o congelarlos durante más tiempo.
Al relleno le podemos incorporar alguna verdura picada fina tipo brócoli, coliflor, calabacín...*

TERNERA GUISADA CON QUINOA

- 600 g de ternera troceada
- Aceite de oliva
- 2 cebollas
- 1 manzana
- 2 dientes de ajo
- 150 ml de caldo de verduras o de pollo
- 250 ml de leche de coco
- 1 cucharada de curry (opcional)
- 240 g de quinoa

- Tiempo de elaboración: 60 minutos
- Raciones: 4 personas
- Se puede congelar

Comenzamos dorando la ternera en una cazuela con un poquito de aceite de oliva. Después añadimos las cebollas, la manzana y los ajos picados y cocinamos todo unos minutos.

Añadimos el caldo de verduras o de pollo y la leche de coco. Agregamos también el curry y lo cocinamos unos 40 minutos a fuego muy suave, hasta que la ternera esté completamente tierna.

Por otro lado, cocemos la quinoa el tiempo que marque en el paquete (en torno a 20 minutos) y servimos de guarnición con el curry.

Se puede triturar para hacerlo papilla.

POLLO AL AJILLO Y LIMÓN

- 6 dientes de ajo
- 1 cucharada de aceite de oliva
- Perejil
- 1 kg de solomillos de pollo
- Una pizca de pimienta
- El zumo de 2 limones

- Tiempo de elaboración: 25 minutos
- Raciones: 6 personas
- Se puede congelar

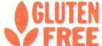

En primer lugar, vamos a dorar los ajos enteros en una cazuela con aceite de oliva, una vez estén dorados los pasaremos a un mortero junto con unas hojas de perejil y lo picaremos hasta formar una pasta que reservamos. Podemos ayudarnos de una picadora si no tenemos mortero.

A continuación, doramos el pollo con un poco de pimienta a fuego suave en la misma cazuela donde hemos sofrito los ajos hasta que tome color.

Una vez hecho esto añadimos la pasta de ajo que hemos hecho antes y el zumo de dos limones.

Cocinamos un par de minutos para que se integren los sabores y lo tenemos listo para servir

TIP
Si no encontramos solomillos de pollo podemos utilizar pechuga o contramuslos cortados en tiras.

GUISO DE TERNERA ESTOFADA GOULASH

- 1 cebolla
- 2 zanahorias
- 2 dientes de ajo
- 1 pimiento rojo
- 400 g de ternera troceada para guisar
- Sal
- Pimienta
- ½ litro de caldo de carne
- 1 rama de canela
- Tomillo
- Romero
- Laurel
- 100 g de guisantes
- Aceite de oliva

- Tiempo de elaboración: 60 minutos
- Raciones: 4 personas
- Opción vegana: utilizar soja texturizada
- Se puede congelar

En una olla, con 1 cucharada de aceite de oliva, vamos a pochar las verduras, menos los guisantes, cortadas en pequeños trozos.

Una vez están pochadas añadimos la ternera con un poco de sal y pimienta y cocinamos 4-5 minutos para sellarla.

Cubrimos con el caldo de carne y añadimos la canela, el tomillo, el romero y el laurel y dejamos cociendo 45-50 minutos con la olla tapada hasta que la ternera esté muy tierna, añadiremos los guisantes en los últimos 5 minutos.

TIPS

Podemos triturar la salsa de la ternera para conseguir una textura más cremosa.

También podemos desmigar la ternera y usarla como relleno de cualquier otra elaboración como unos canelones, una lasaña o una empanada.

Se puede triturar para hacerlo papilla.

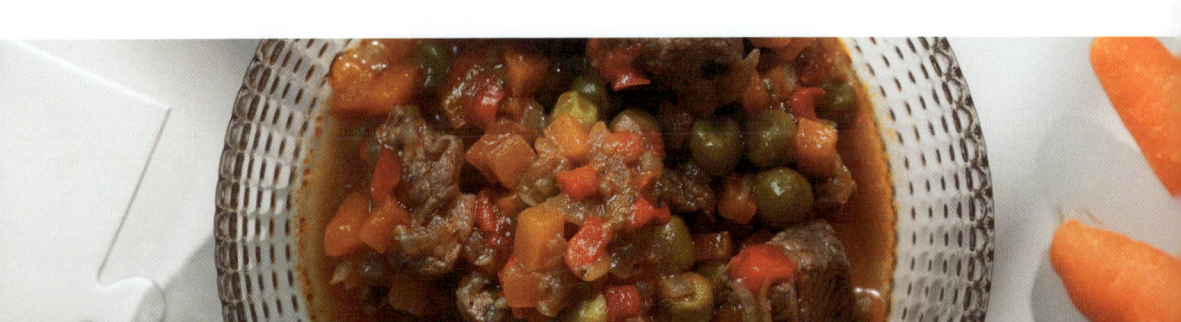

FIAMBRE DE CERDO

- 1 kg de carne picada de cerdo
- 100 g de aceitunas verdes sin hueso
- 60 g de pasas
- 80 g de pistachos
- Pimienta

- Alérgenos: frutos de cáscara
- Tiempo de elaboración: 50 minutos
- Raciones: 4 personas

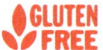

En un bol mezclamos la carne de cerdo junto con las aceitunas, las pasas y los pistachos picados y añadimos un poco de pimienta.

Con papel film apto para calentar, formamos un rulo que no sea demasiado grueso con la mezcla y la cocemos al vapor durante 40 minutos a fuego mínimo, dándole la vuelta a los 20 minutos para que se haga por los dos lados. Pasado este tiempo enfriamos en agua con hielo para cortar la cocción y la dejamos reposar mínimo 3 horas en la nevera.

Una vez frío cortamos en finas lonchas nuestro fiambre.

TIPS
Podemos cocinarlo y guardarlo en la nevera hasta 5-6 días e ir cortando para preparar bocadillos de meriendas, almuerzos o cenas u ofrecerlo cortado en lonchas en estas comidas.
Podemos hacer la misma receta con carne de pollo o pavo.

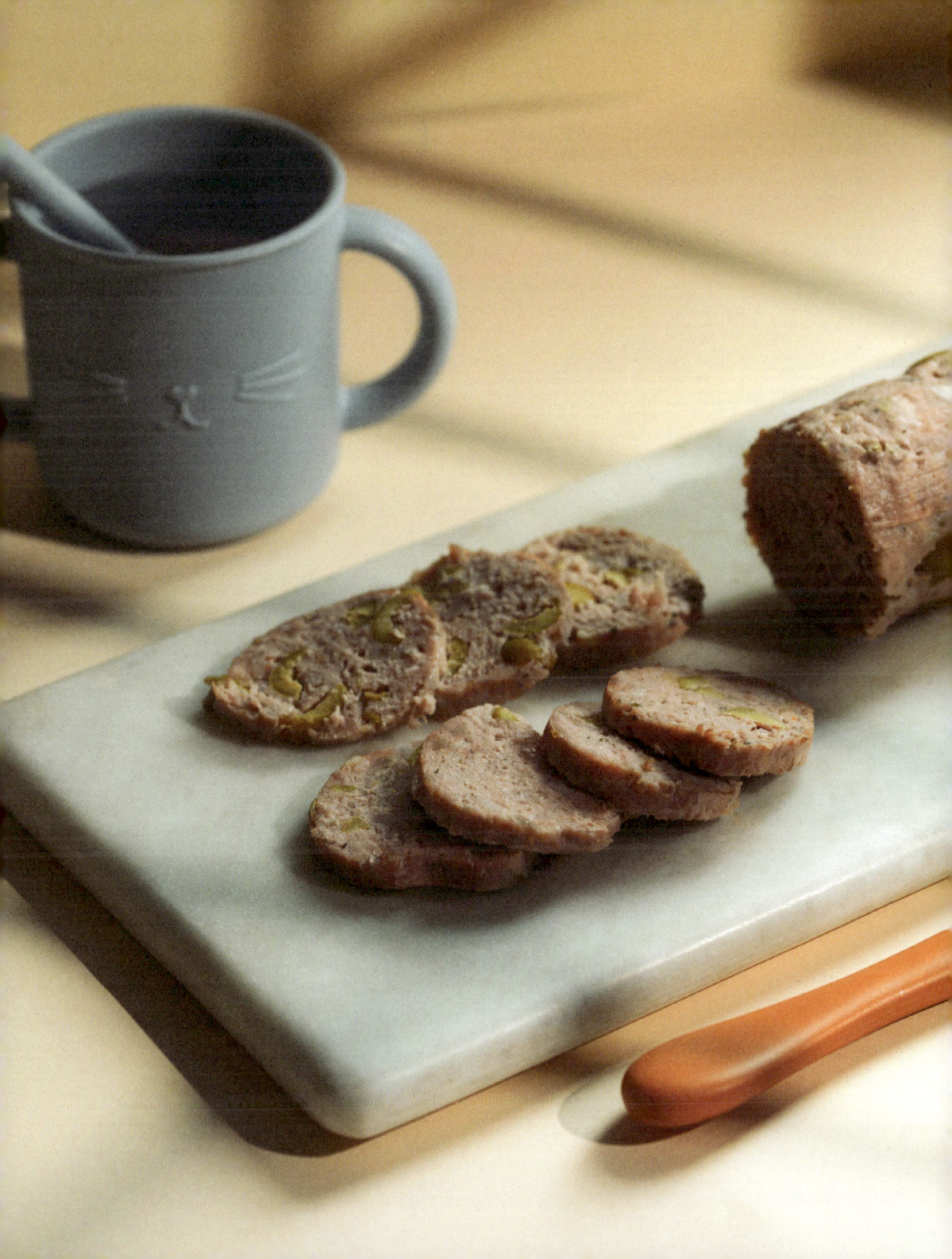

Recetas con pescado y marisco

CROQUETAS DE SARDINA

- 500 g de patatas
- 450 g de sardinas
- 3 dientes de ajo
- Perejil
- 2 huevos
- Pan rallado

- Alérgenos: huevo y gluten
- Tiempo de elaboración: 2 horas
- Raciones: 4 personas

En una cazuela con abundante agua, añadimos las patatas para cocerlas. Cuando las pinchemos y estén cocidas agregamos las sardinas a la misma cazuela, apagamos el fuego y tapamos. Dejamos que se termine de cocinar la sardina unos 15 minutos.

A continuación, sacamos las sardinas y retiramos las espinas. En un bol machacamos las patatas, junto con los dientes de ajo picados, el perejil y las sardinas y añadimos un huevo a la mezcla.

Dejamos enfriar la masa un par de horas para poder formar las croquetas.

Hacemos bolas y las pasamos por huevo batido y pan rallado. Cocinamos en el horno a 180 °C hasta que estén doradas o en la freidora de aire.

TIP
Una opción para agilizar el tiempo de elaboración sería utilizar sardinas en conserva.

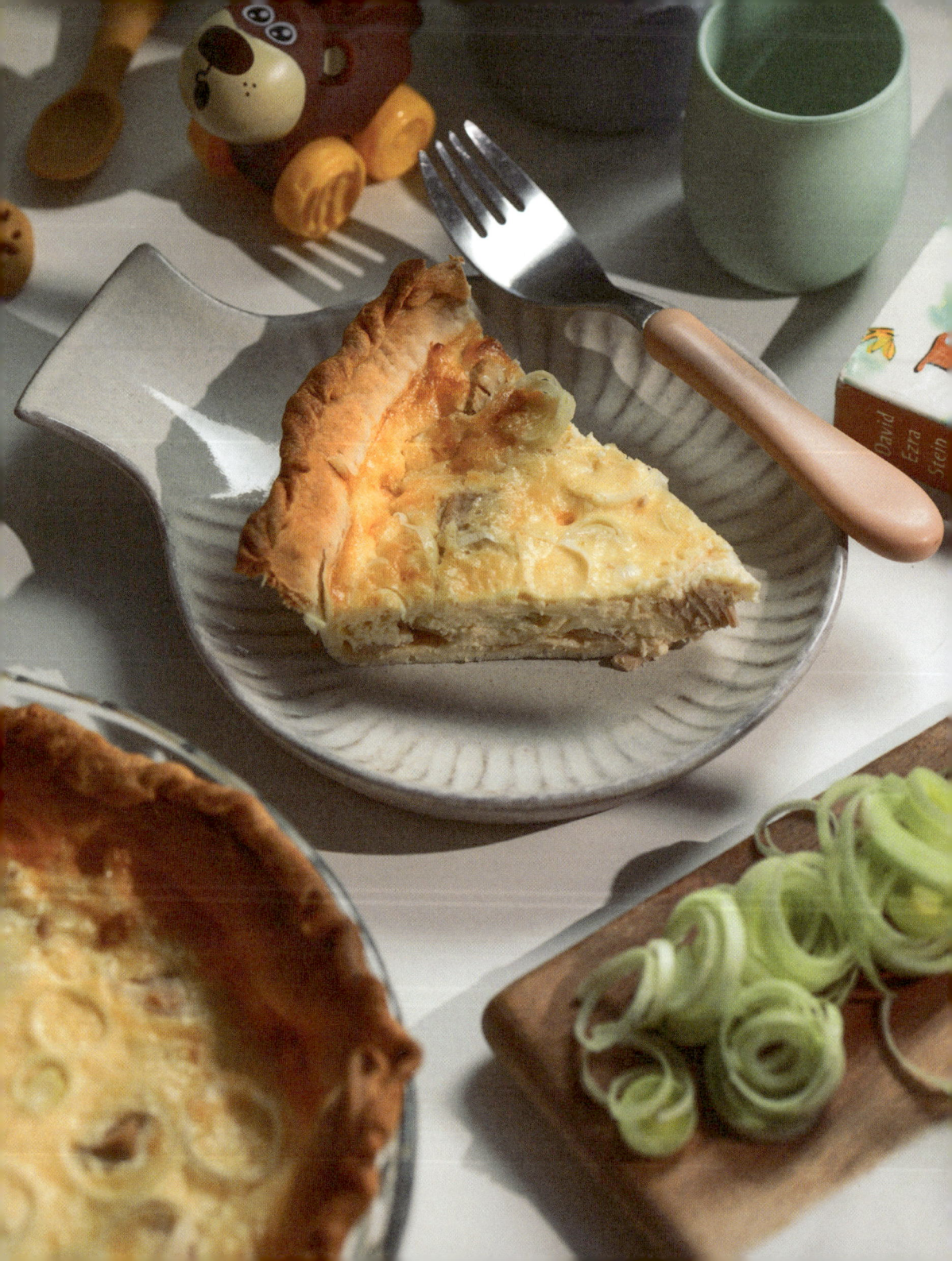

QUICHE DE BONITO Y PUERROS

**Para la masa
(se puede comprar hecha):**
- 250 g de harina
- 125 g de mantequilla fría en dados
- 1 huevo
- 2 cucharadas de agua
- Garbanzos secos para hornear

Para el relleno:
- 3 huevos
- 100 ml de nata
- 150 ml de leche
- 350 g de bonito
- 2 puerros
- Pimienta
- Nuez moscada

- Alérgenos: pescado, huevos, lactosa y gluten
- Tiempo de elaboración: 1 hora y 15 minutos
- Raciones: 4-6 personas
- Opción sin lactosa: utilizar leche sin lactosa o bebida vegetal
- Opción sin gluten: usar harina sin gluten para la masa

Para elaborar la masa colocamos la harina en un bol junto con la mantequilla, y vamos mezclando con la punta de los dedos, desmigando la mantequilla, sin usar las palmas de las manos para que no se ablande demasiado. Nos quedará una especie de arenilla.

En ese momento agregamos el huevo y el agua y mezclamos hasta que podamos formar una bola, sin amasar en exceso.

Tapamos el bol con papel film y dejamos la masa en la nevera durante 30 minutos.

Pasado este tiempo de reposo, la estiraremos con el rodillo sobre la mesa ligeramente enharinada.

Cuando tengamos el grosor y el tamaño que deseamos, la enrollamos sobre el rodillo para ayudarnos a levantarla, y la colocamos sobre el molde.

Pinchamos la base con un tenedor para que no se infle durante la cocción, y para que nos quede bien plana, la cubrimos con papel de horno y echamos por encima de la tarta los garbanzos secos, para que hagan de peso y esta no se levante. Horneamos unos 15 minutos a 200 °C.

Para cocinar la quiche, batimos los huevos junto con la nata y la leche, añadimos el bonito en dados, los puerros ligeramente rehogados y las especias. Una vez bien mezclado, echamos el relleno sobre la base, previamente horneada.

Cocinamos al horno durante 30 minutos a 190 °C ¡y listo!

PASTEL DE SALMÓN

- 1 cebolla
- 1 puerro (la parte blanca)
- 300 g de salmón (lomos limpios)
- 80 g de tomate frito
- 100 g de nata para cocinar
- 3 huevos

- Alérgenos: huevo, lactosa y pescado
- Tiempo de elaboración: 60 minutos
- Raciones: 4 personas
- Opción sin lactosa: utilizar nata vegetal

En primer lugar, pochamos en una sartén la cebolla y el puerro picados. Cuando esté pochado añadimos el salmón en daditos, cocinamos ligeramente e incorporamos el tomate frito y la nata.

Cuando rompa a hervir apagamos el fuego y retiramos. Reservamos hasta que se enfríe.

Una vez frío añadimos en un bol el salmón cocido y los huevos y mezclamos todo bien hasta que esté integrado.

Preparamos un baño maría en el horno, disponemos la mezcla en un molde ligeramente engrasado y cocinamos a 180 °C durante 30 minutos.

A continuación, dejamos enfriar mínimo 2 horas y ya estará listo para cortar y comer.

BARRITAS DE MERLUZA CASERAS

- 2 rebanadas de pan de molde
- 100 ml de leche
- 400 g de merluza
- Pan rallado
- 2 huevos
- Harina

- Alérgenos: lactosa, gluten, huevo y pescado
- Tiempo de elaboración: 1 hora y 20 minutos
- Raciones: 6 personas
- Opción sin lactosa: utilizar bebida vegetal
- Opción sin gluten: usar harina de garbanzos y el empanado por preparado sin gluten

Ponemos el pan de molde a remojo con la leche caliente unos 10 minutos.

Picamos la merluza con un cuchillo o con un robot de cocina, asegurándonos de que no tiene espinas y mezclamos en un bol junto con la harina primero, seguida de la leche y un huevo batido. Pasamos por pan rallado.

A continuación, dejamos reposar la mezcla en la nevera durante 1 hora para que sea más fácil manipularla. Le damos la forma de barrita o la que más nos guste y pasamos por huevo y pan rallado para empanarlas.

Por último, las cocinamos en el horno 6 minutos por cada lado hasta que estén doradas.

TIPS
Se pueden congelar una vez hechas y cocinarlas una vez descongeladas.
Podemos hacer las mismas barritas con otros pescados.

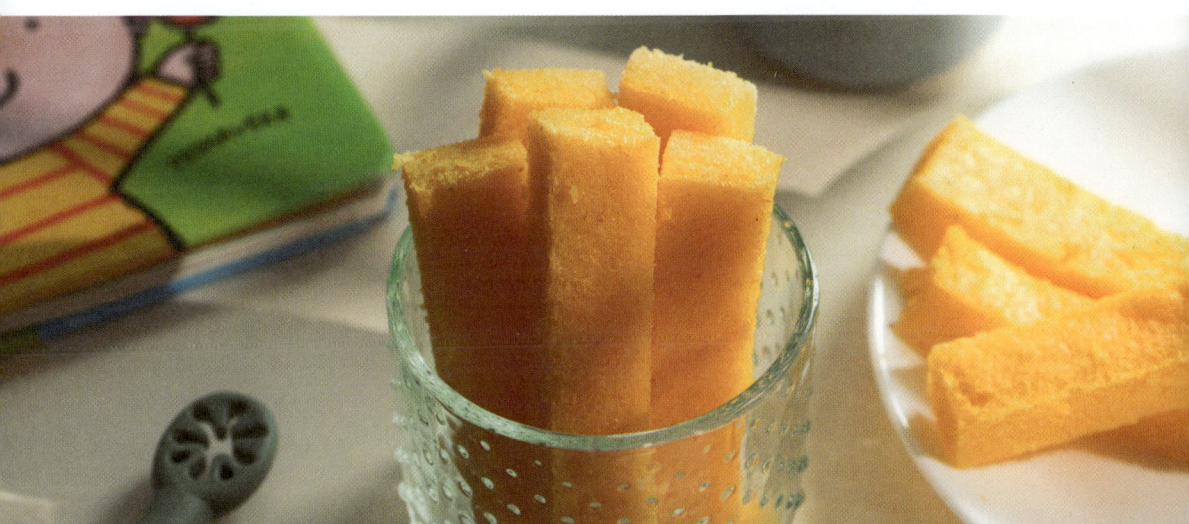

ARROZ MELOSO DE MARISCO

Para hacer el caldo (podemos comprarlo hecho):
- Aceite de oliva
- ½ kg de espinas de pescado o cabezas (rape, merluza, corvina...)
- 1 cebolla
- 1 puerro
- 4 dientes de ajo
- 1 cuchara de tomate frito
- 2 ñoras
- 2 litros de agua

Para el arroz:
- Aceite de oliva
- 200 g de calamar o sepia
- 2 dientes de ajo
- 1 cucharadita de pimentón
- 1 cucharada de tomate frito
- 200 g de arroz
- 1 litro de caldo de pescado
- 100 g de gambas y 50 de mejillones

- Alérgenos: pescado y marisco
- Tiempo de elaboración: 1 hora y 30 minutos
- Raciones: 4 personas

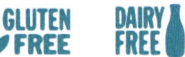

Para el caldo, sofreímos en una olla con un chorrito de aceite de oliva las espinas de pescado hasta que se doren y añadimos las verduras troceadas y por último el tomate frito y las ñoras. Cubrimos con agua y lo dejamos cocer 20 minutos.

Para el arroz cogemos una cazuela y añadimos un chorrito de aceite de oliva. Empezamos añadiendo la sepia o el calamar y sofreímos.

Una vez tome color añadimos los ajos muy picados, una cucharadita de pimentón y el tomate frito.

Agregamos el arroz y removemos durante 2 minutos para que vaya cogiendo sabor.

A continuación, añadimos el caldo de pescado hirviendo y lo dejamos cocer unos 15 minutos.

Incorporamos las gambas y los mejillones troceados 3 minutos antes de que esté cocido el arroz para que mantengan una textura más jugosa.

TIP
Para que nos quede meloso la proporción de caldo y arroz será tres partes de caldo por una de arroz. Si queremos que quede seco será dos partes de caldo por una de arroz.

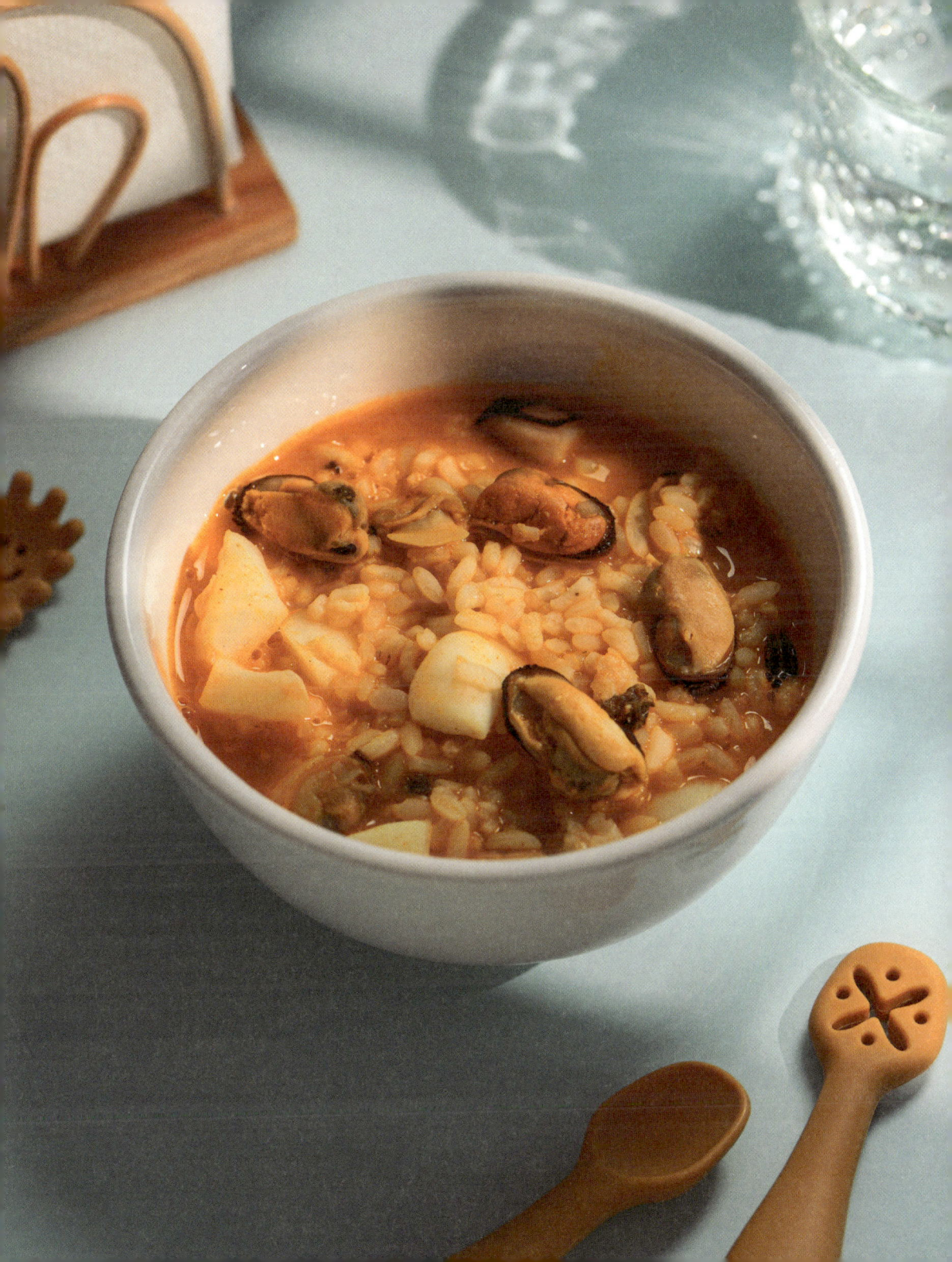

FILETES DE GALLINETA AL HORNO

- 3 patatas medianas
- 1 cebolla
- 1 pimiento rojo
- 1 pimiento verde
- 3 dientes de ajo
- 8 filetes de gallineta
- Aceite de oliva
- Perejil
- 1 limón

- Alérgenos: pescado
- Tiempo de elaboración: 30 minutos
- Raciones: 4 personas

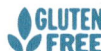

En una bandeja de horno disponemos las patatas cortadas en rodajas muy finas, la cebolla y los pimientos cortados en tiras finas y los dientes de ajo enteros. Horneamos unos 30 minutos a 180 °C.

Una vez cocinadas las verduras las sacamos del horno y colocamos encima los filetes de gallineta con la piel hacia arriba, volvemos a meterlo al horno y lo cocinamos 7 minutos a 180 °C hasta que se haga el pescado.

Sacamos del horno y terminamos con un poco de salsa Mery encima de los lomos de pescado (aceite, ajo y perejil triturados). Servimos acompañada de limón en gajos.

TIPS
Podemos acompañar el pescado de las verduras que más nos gusten o que estén de temporada como brócoli, coles de Bruselas, alcachofas...
También puede hacerse la receta con cualquier pescado blanco.

GUISO DE PATATAS Y RAPE

- Aceite de oliva
- 3 dientes de ajo
- 2 cebollas
- 1 puerro
- 800 g de patatas
- Pimentón
- 1 litro de caldo de pescado o de agua
- 400 g de dados de rape
- 2 hojas de laurel

- Alérgenos: pescado
- Tiempo de elaboración: 30 minutos
- Raciones: 6 personas

En una olla con una cucharada de aceite de oliva sofreímos los ajos picados y a continuación añadimos las cebollas y el puerro, también picados fino, y pochamos todo.

Luego incorporamos las patatas cortadas en trozos regulares junto con una cucharada de pimentón y cocinamos unos minutos.

Cubrimos las patatas con el caldo de pescado o con agua y añadimos los dados de rape y las hojas de laurel.

Dejamos cocer unos 20 minutos hasta que la patata esté tierna.

TIPS

Esta receta podemos conservarla en la nevera 2-3 días sin problema. No es muy aconsejable congelarla porque la patata se deshace mucho.
La misma receta la podemos hacer con otro tipo de pescado, ya sea blanco o azul.
Se puede triturar para hacerlo papilla.

POTAJE DE BACALAO, GARBANZOS Y JUDÍAS

- Aceite de oliva
- 2 dientes de ajo
- 1 cebolla
- 1 zanahoria
- Pimentón
- 2 cucharadas de tomate frito
- 2 patatas medianas
- 250 g de judías bobby
- 1 bote de garbanzos cocidos medianos
- 300 g de bacalao
- Hierbabuena o perejil

- Alérgenos: pescado
- Tiempo de elaboración: 40 minutos
- Raciones: 4 personas

En una cazuela con un poco de aceite de oliva hacemos un sofrito añadiendo los ajos picaditos, la cebolla y la zanahoria y cuando se haya sofrito agregamos una cucharada de pimentón y el tomate frito.

Incorporamos las patatas troceadas y cocinamos unos minutos más. Cubrimos con agua.

Añadimos las judías troceadas y los garbanzos y lo dejamos cocer 15 minutos.

Por último, agregamos el bacalao en dados y cocemos 5-6 minutos más hasta que se termine de cocinar la patata y el bacalao también esté cocido.

Terminamos el potaje con hierbabuena o perejil picados.

TIPS

Los guisos se conservan bien en la nevera durante 2-3 días e incluso mejoran su sabor.
Podemos triturarlo y hacer una crema si lo deseamos y también realizarlo con cualquier otro pescado.

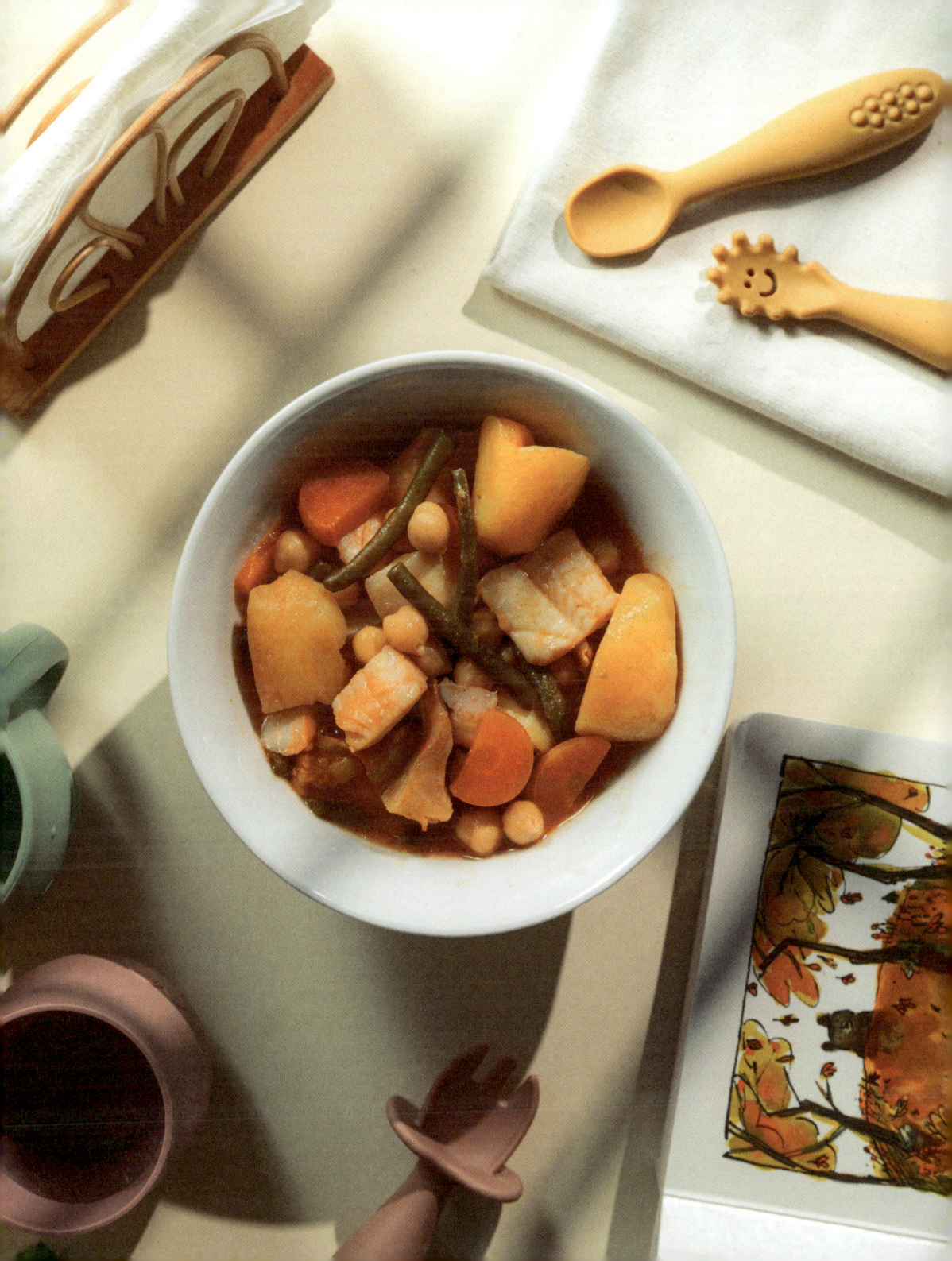

BÁNH XÈO (TORTITA VIETNAMITA)

- 150 g de harina de arroz
- 2 cucharadas de harina de maíz
- 250 ml de agua
- 125 ml de leche de coco
- 1 cucharada de cúrcuma
- 60 ml de salsa de soja
- Aceite de oliva
- 400 g de gambas peladas
- 1 cebolla tierna
- 150 g de brotes de soja

- Alérgenos: marisco y soja
- Tiempo de elaboración: 20 minutos
- Raciones: 4 personas

Mezclamos en un bol las harinas con el agua, la leche de coco y la cúrcuma y un chorrito de salsa de soja, batimos para que la mezcla quede fina y reservamos.

A continuación, en una sartén antiadherente añadimos un chorrito de aceite de oliva y unos trozos de gamba, un poco de cebolla tierna cortada muy fina y unos brotes de soja.

Sin que se llegue a cocinar añadimos una taza de la mezcla de la tortita hasta que cubra toda la base de la sartén en una capa muy fina. Doramos 2 minutos y damos la vuelta para que se dore por los dos lados y plegamos por la mitad. Repetimos la misma operación con el resto de la masa.

TIP
La receta original vietnamita se come, una vez hecha la tortita, acompañada de hierbas frescas tipo menta, cilantro o envuelta en hojas de lechuga.

ALBÓNDIGAS DE SALMÓN CON SALSA DE ENELDO

- 500 g de salmón fresco
- Pimienta
- 1 huevo
- 4 cucharadas de pan rallado
- Aceite de oliva
- 1 cucharada de harina
- 250 g de yogur natural (tipo griego)
- Eneldo
- 1 cebolla pequeña

- Alérgenos: gluten, lactosa, huevos y pescado
- Tiempo de elaboración: 45 minutos
- Raciones: 4 personas
- Opción sin gluten: utilizar pan rallado sin gluten y harina sin gluten o de garbanzos
- Opción sin lactosa: usar yogur de soja o similar para la salsa
- Se puede congelar

Picamos el salmón lo más fino que podamos, con un cuchillo o con la ayuda de un robot de cocina.

En un bol, mezclamos el salmón con la pimienta y le añadimos el huevo batido y el pan rallado, mezclamos todo bien y formamos las albóndigas. Las pasamos por harina y las doramos en una sartén con un poco de aceite de oliva, sin cocinar en exceso para que queden más jugosas.

Por otro lado, preparamos la salsa mezclando en un bol el yogur con el eneldo fresco o seco, la cebolla pequeña picada muy fina y un chorro de aceite de oliva, mezclamos todo bien con unas varillas y lo servimos junto con las albóndigas.

TIPS

Estas mismas albóndigas podemos hacerlas de otro pescado como merluza o rape, o incluso podemos combinar dos tipos de pescado.

Una vez moldeadas las podemos congelar e ir sacando según vayamos a comerlas, combinadas con alguna otra salsa.

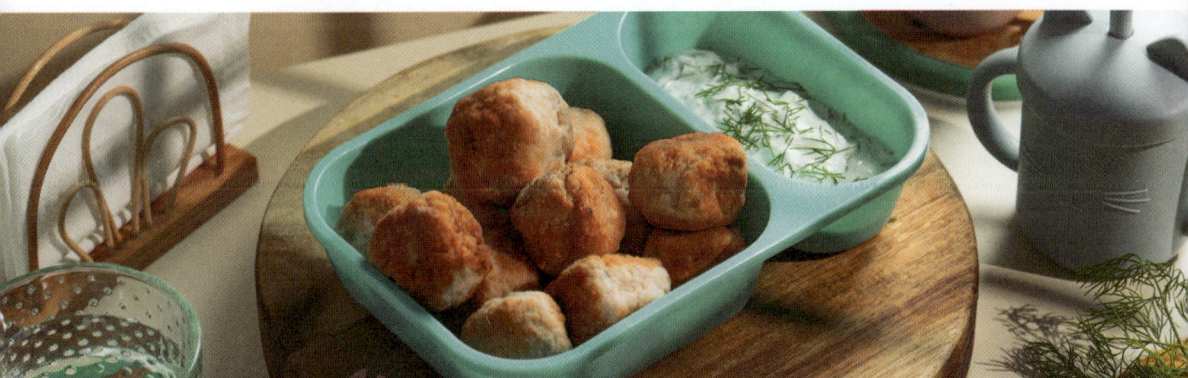

Recetas con huevo

TORTITAS DE CALABACÍN, ZANAHORIA, PATATA Y QUESO

- 2 patatas medianas
- 2 zanahorias
- 1 calabacín
- 100 g de mozzarella
- 1 cucharadita de cúrcuma
- 4 huevos
- Pimienta
- Aceite de oliva

- Alérgenos: huevo y lactosa
- Tiempo de elaboración: 30 minutos
- Raciones: 4 personas
- Opción vegana: sustituir el huevo por harina de garbanzos y agua. Reemplazar el queso por otro vegano o prescindir de él

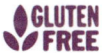

Ponemos las patatas a cocer en agua y mientras rallamos las zanahorias y el calabacín, y después las escurrimos bien para quitarles toda el agua posible.

Una vez tenemos las patatas cocidas, las chafamos con un tenedor en un bol y añadimos el calabacín y las zanahorias rallados, el queso mozzarella rallado y una cucharadita de cúrcuma.

A continuación, añadimos los huevos y batimos hasta formar una masa, espolvoreamos con un poco de pimienta.

En una sartén, con un poquito de aceite de oliva vamos añadiendo la masa con ayuda de un cucharón para ir haciendo las minitortitas, cocinamos 2 minutos por cada lado a fuego medio-bajo.

TIP
Podemos replicar la receta sustituyendo la verdura por otra que nos guste más.

HUEVOS RELLENOS DE AGUACATE Y SALMÓN

- 6 huevos cocidos
- 180 g de salmón fresco (puede ser de lata)
- 150 g de tomate frito
- ½ cebolla
- Perejil
- 120 g de mayonesa
- 2 aguacates maduros

- Alérgenos: pescado y huevos
- Tiempo de elaboración: 45 minutos
- Raciones: 4 personas

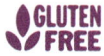

En primer lugar, cocemos los huevos en abundante agua. Los pelamos y los partimos por la mitad, reservamos la yema por un lado y las mitades de clara por otro.

Si tenemos el salmón fresco lo cocinamos, bien a la plancha o bien al vapor, como más nos guste. Una vez cocinado, lo enfriamos y desmigamos.

En un bol mezclamos los aguacates con las yemas de huevo, el salmón desmigado, el tomate frito, la media cebolla muy picada y un poco de perejil.

A continuación, vamos colocando la mezcla dentro de las claras de huevo y, por último, tapamos con un poco de mayonesa cada mitad de huevo.

Espolvoreamos con un poco de perejil y servimos.

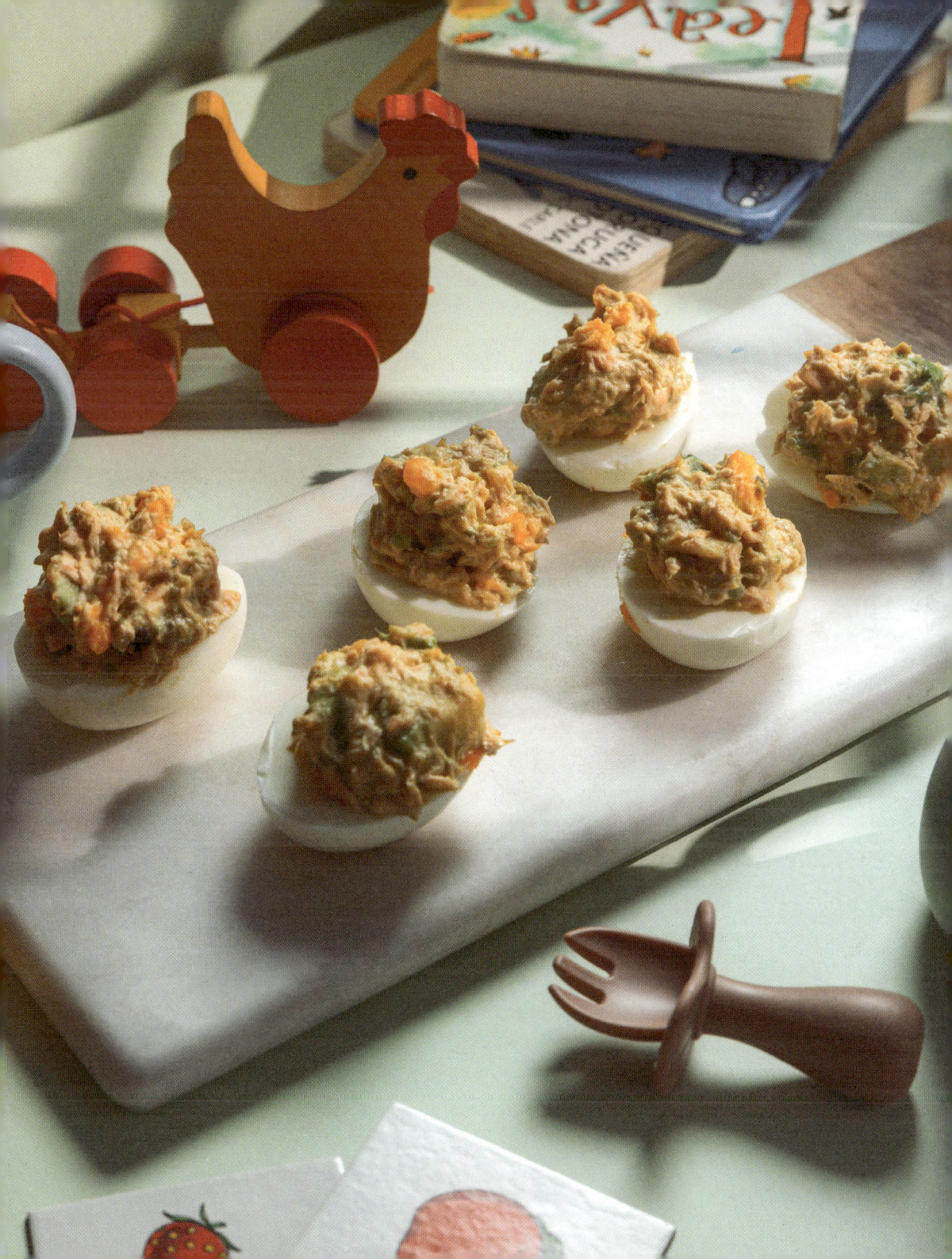

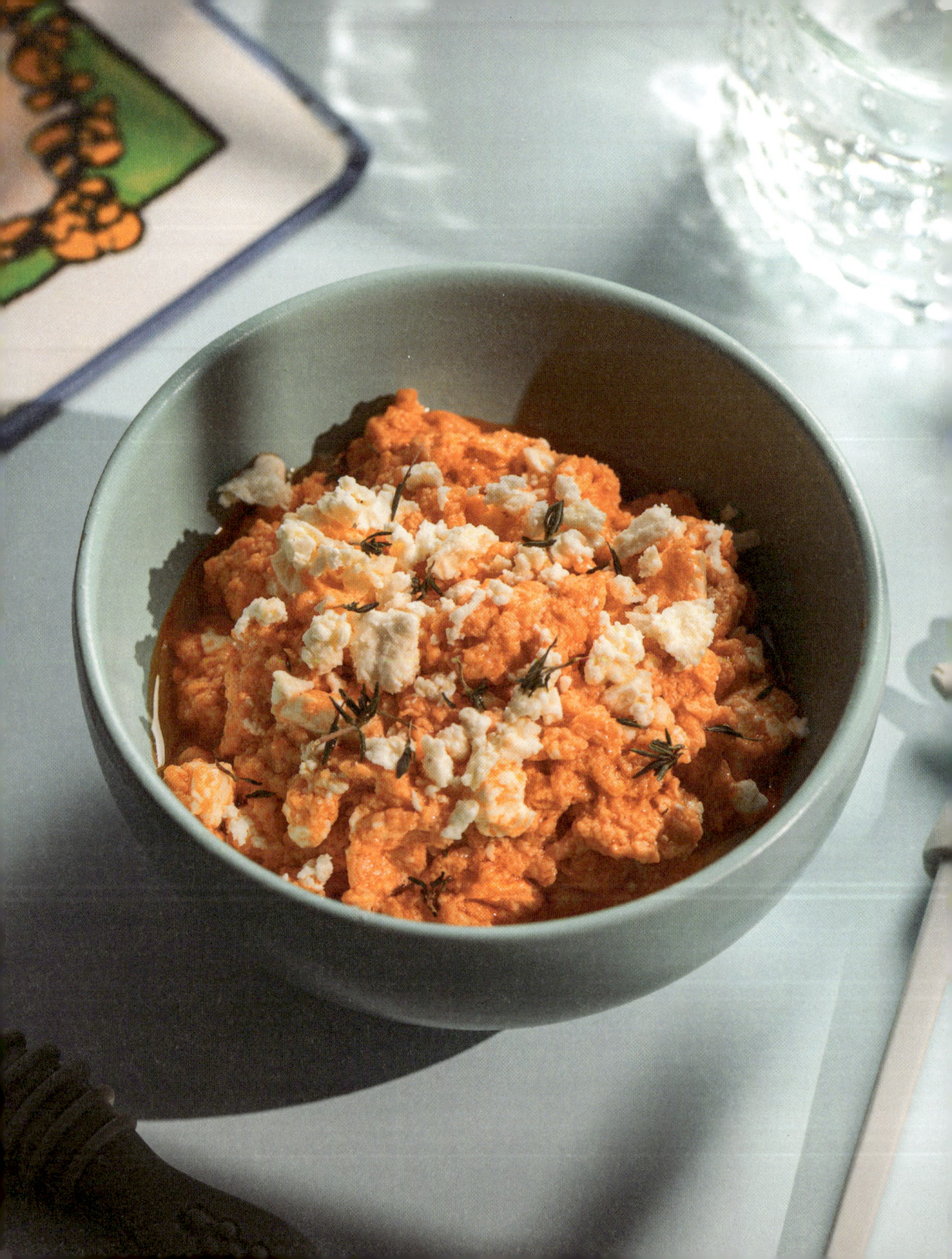

STRAPATSADA (REVUELTO DE TOMATE Y QUESO FETA)

- 1 cebolla
- 1 diente de ajo
- Aceite de oliva
- 1 cucharadita de pimentón dulce
- 2 tomates pera maduros
- 1 cucharadita de comino
- 4 huevos
- 50 g de queso feta
- Orégano seco
- Pimienta

- Alérgenos: huevo y lactosa
- Tiempo de elaboración: 20 minutos
- Raciones: 2 personas
- Opción sin lactosa: utilizar un queso vegano o sin lactosa o sustituir por otro ingrediente

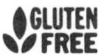

Comenzamos sofriendo la cebolla y el ajo muy picaditos en una sartén con aceite de oliva.

Cuando esté pochado añadimos la cucharadita de pimentón y los tomates rallados.

Cocinamos unos 5 minutos y agregamos el comino.

A continuación, incorporamos a la sartén los huevos batidos y el queso feta rallado o desmenuzado.

Con el fuego muy bajo comenzamos a cuajar el revuelto sin dejar de remover.

Una vez lo tengamos cuajado y cremoso, lo servimos y añadimos un poco de pimienta y orégano seco o la hierba aromática que más nos guste.

TIP
El truco para hacer un revuelto y que nos quede supercremoso es hacerlo con el fuego muy bajito y no dejar de remover en ningún momento.

SHAKSHUKA (PISTO DE VERDURAS CON HUEVO AL HORNO)

- Aceite de oliva
- 1 cebolla
- 1 pimiento verde
- 1 pimiento rojo
- 2 boniatos
- 500 ml de tomate frito
- 4 huevos
- 2 dientes de ajo

- Alérgenos: huevo
- Tiempo de elaboración: 30 minutos
- Raciones: 4 personas

En una cazuela añadimos un chorrito de aceite de oliva y comenzamos sofriendo la cebolla, los ajos y los pimientos, todo picado fino.

Por otro lado, cortamos los boniatos en dados y los asamos al horno a 180 °C durante 25 minutos.

Una vez tenemos pochadas las verduras agregamos el tomate frito y cocinamos todo durante 10 minutos más.

Por último, cuando esté listo el pisto cascamos los 4 huevos y los colocamos sobre este. Introducimos la cazuela al horno durante 4-5 minutos hasta que los huevos estén cuajados.

Para terminar, añadimos los dados de boniato sobre el pisto o *shakshuka* y servimos.

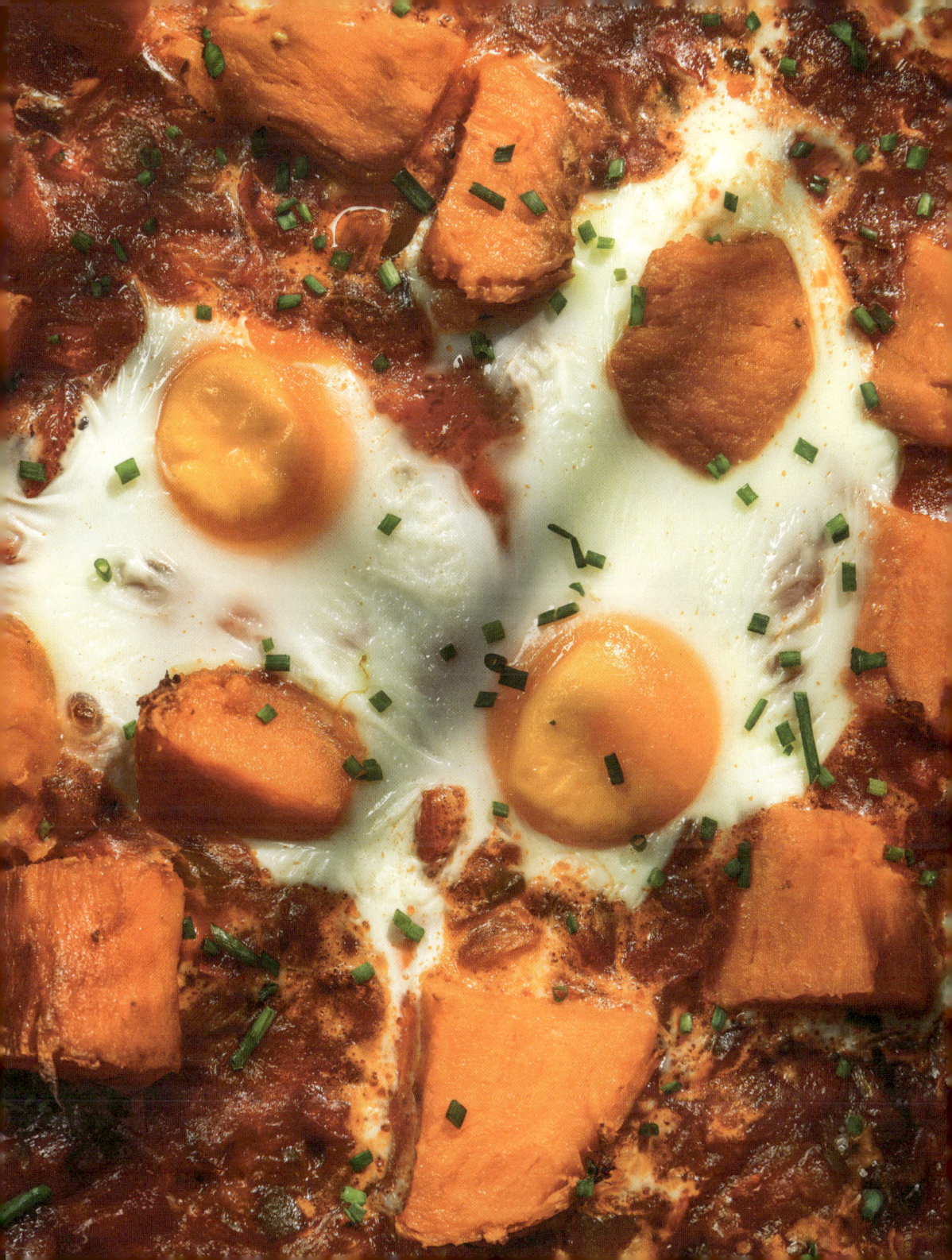

Recetas vegetales

ALBÓNDIGAS DE JUDÍAS ROJAS EN SALSA DE TOMATE

- 2 cebollas
- 2 zanahorias
- 3 dientes de ajo
- Aceite de oliva
- 500 g de alubias rojas cocidas
- Pimienta
- Perejil
- Comino
- 100 g de harina de garbanzos
- 450 g de tomate triturado

- Tiempo de elaboración: 40 minutos
- Raciones: 4 personas

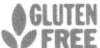 

Comenzamos sofriendo una cebolla, una zanahoria y dos dientes de ajo con un poco de aceite de oliva.

Una vez tenemos el sofrito hecho, añadimos en un bol las alubias cocidas junto con el sofrito y vamos mezclando y chafando las alubias para que se deshagan hasta conseguir una mezcla compacta, no importa si queda algún trozo de alubia más grande.

Añadimos pimienta, perejil picado y un poco de comino y la harina de garbanzos. Si vemos que la masa está quedando muy dura podemos agregar un poco de agua.

Una vez tenemos la mezcla hecha formaremos las albóndigas y las colocaremos en una bandeja de horno para cocinarlas durante 5 minutos a 180 °C.

Para hacer la salsa de tomate, sofreímos un diente de ajo junto con una cebolla y una zanahoria bien picados con un poco de aceite de oliva en una sartén y cuando esté bien sofrito añadimos el tomate triturado.

Cocinamos durante 10-12 minutos.

Por último, colocamos las albóndigas con la salsa de tomate y cocinamos durante 4 minutos para que se integren los sabores y listo.

TIPS
Si disponemos de menos tiempo podemos utilizar un tomate ya frito para la salsa de tomate.
Además, podemos hacer estas albóndigas con cualquier otra legumbre.

PITAS RELLENAS DE GUACAMOLE Y PICO DE GALLO

Masa de pan de pita (podemos comprarlo hecho):
- 200 ml de agua tibia
- 1 cucharada de aceite de oliva
- Sal
- 20 g de levadura fresca
- 370 g de harina de trigo

Guacamole y pico de gallo:
- 2 aguacates maduros
- 2 tomates pera
- 1 cebolla
- Cilantro
- 1 lima
- Pimienta
- Aceite de oliva
- Picante (opcional)

- Alérgenos: gluten
- Tiempo de elaboración: 30 minutos
- Raciones: 4 personas

Para el pan de pita mezclamos en un bol el agua tibia con el aceite, la sal, la levadura y 120 gramos de harina y batimos hasta que no queden grumos.

A continuación, agregamos el resto de la harina y amasamos hasta obtener una textura suave.

Formamos una bola con la masa y la colocamos en un bol, la tapamos con film transparente y dejamos que fermente un par de horas.

Pasado ese tiempo colocamos la masa sobre una superficie enharinada y la cortamos en 8 porciones.

Hacemos bolitas y las aplanamos, pero sin que nos quede demasiado fina la masa y las colocamos sobre una bandeja de horno.

Por último, las horneamos a 220 °C durante 7 minutos y después las dejamos enfriar. Una vez frías las podemos abrir por la mitad y rellenar de nuestro guacamole.

Para el guacamole abrimos los aguacates, les damos unos cortes y los colocamos en un bol.

Luego, para el pico de gallo, añadimos el tomate picado en daditos muy pequeños (solo la parte de la carne), la cebolla y el cilantro picados, el zumo de una lima, el aceite y la pimienta, podemos añadirle algo de picante si nos gusta.

Chafamos con la ayuda de un tenedor para ir haciendo el guacamole hasta que consigamos la textura deseada, nos podemos ayudar de un mortero si tenemos.

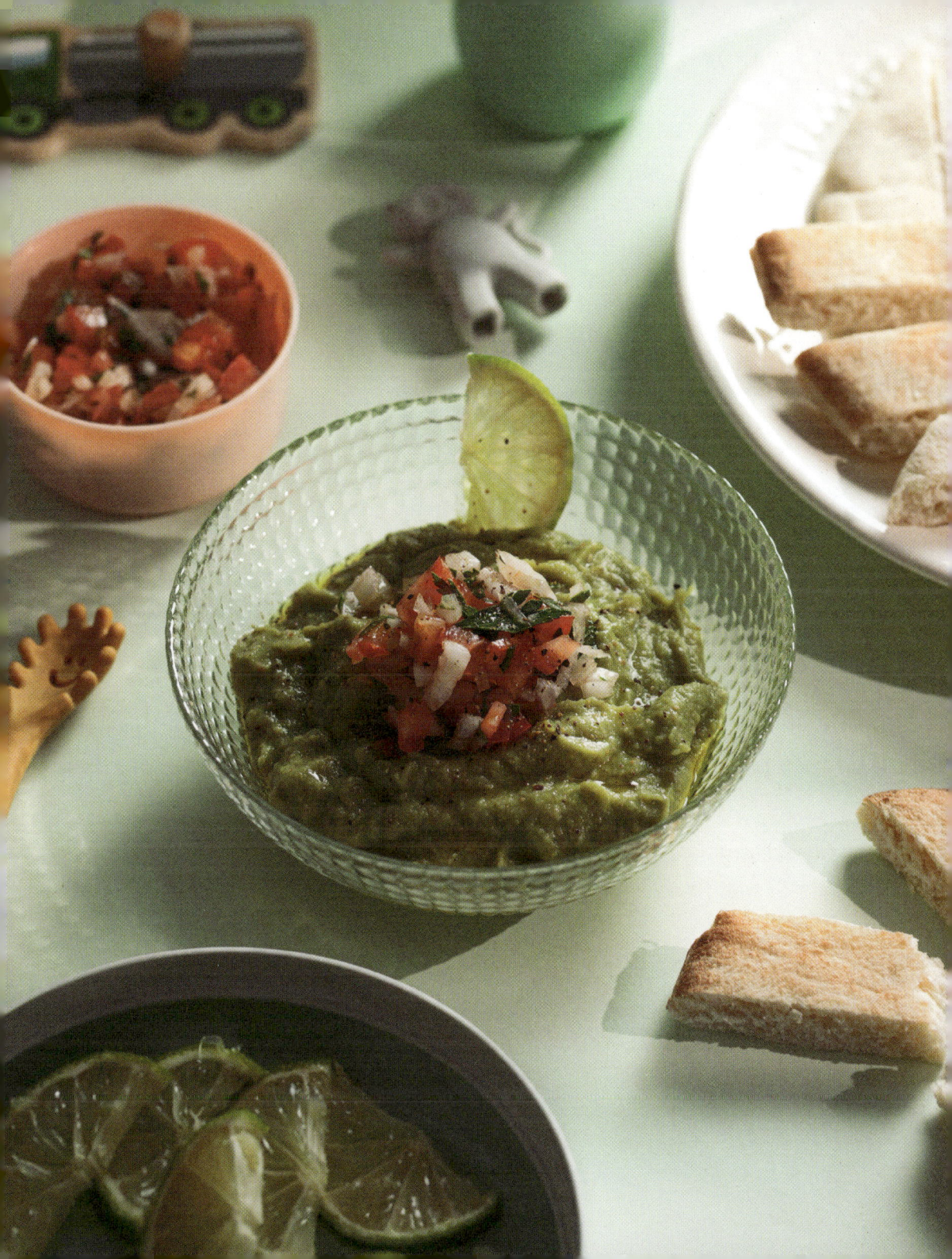

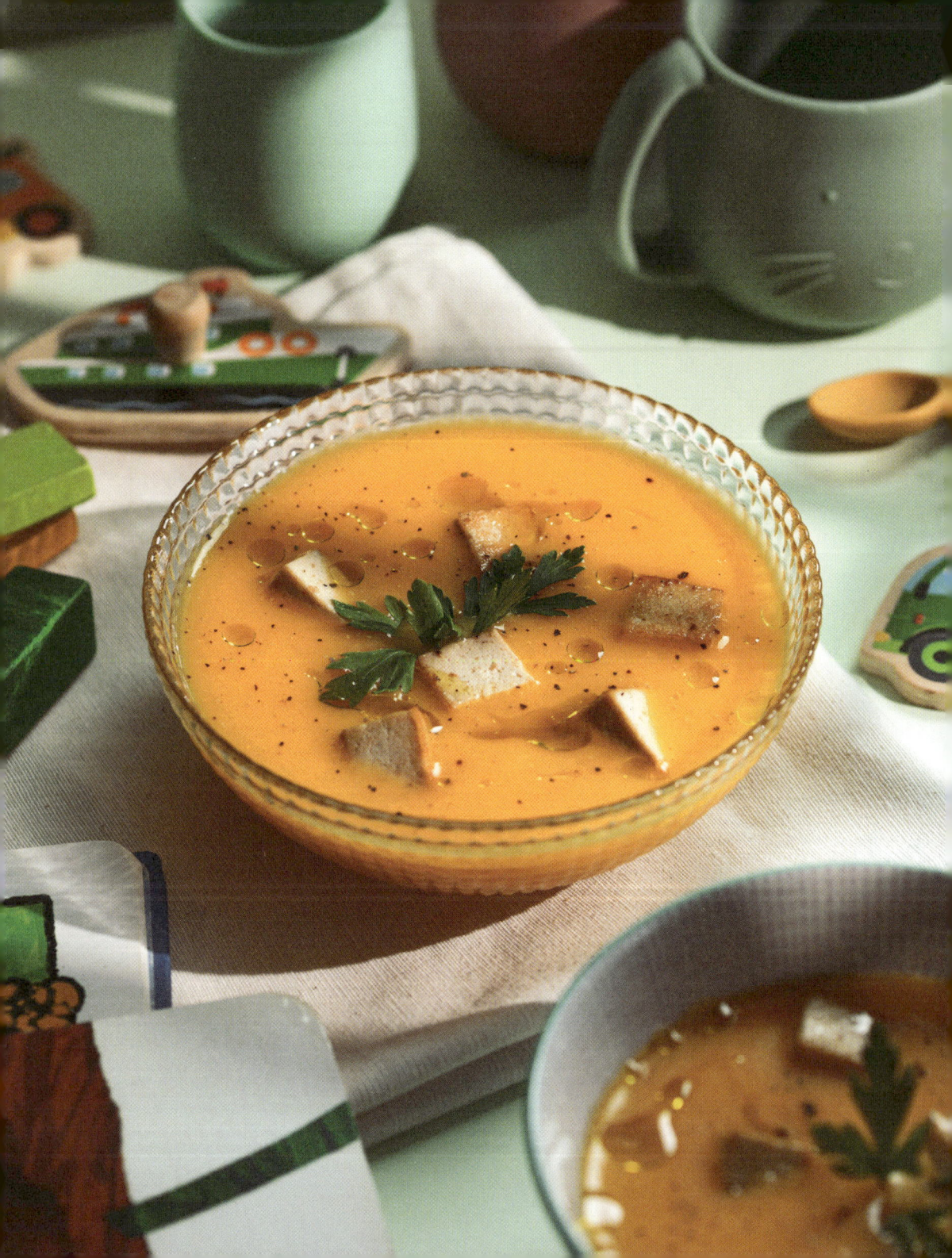

CREMA DE VERDURAS Y TOFU SEDOSO

- Aceite de oliva
- 2 zanahorias
- 1 puerro
- 1 cebolla
- 2 patatas medianas
- 300 g de tofu sedoso
- Pimienta
- Cúrcuma

- Alérgenos: soja
- Tiempo de elaboración: 30 minutos
- Raciones: 4 personas

En una olla ponemos una cucharada de aceite de oliva y sofreímos todas las verduras ligeramente, cubrimos con agua y lo dejamos cocer alrededor de 25 minutos, pinchamos con un cuchillo para comprobar que las verduras están tiernas.

Añadimos el tofu sedoso troceado y lo trituramos todo junto. Agregamos un toque de pimienta y cúrcuma y servimos.

Podemos incorporar el *topping* que más nos guste como unos picatostes, unas verduras cocidas en trocitos o simplemente un chorrito de aceite virgen extra.

TIP
El tofu sedoso lo podemos añadir a cualquier tipo de crema de verduras, consiguiendo así un aporte de proteína extra.

FALAFEL DE GUISANTES CON TZATZIKI

Masa falafel:
- 300 g de guisantes frescos o congelados
- Aceite de oliva
- 100 ml de agua
- 2 dientes de ajo
- 1 cebolla
- 30 g de harina de garbanzos
- Pimienta
- Comino

Salsa Tzatziki:
- 1 pepino
- 200 g de yogur griego
- Menta fresca
- 2 dientes de ajo
- Zumo de 1 limón
- Pimienta
- Aceite de oliva

- Alérgenos: lácteos
- Tiempo de elaboración: 1 hora y 15 minutos
- Raciones: 4 personas
- Se puede congelar

Salteamos los guisantes en una sartén directamente si son congelados con un chorrito de aceite de oliva. (Si son frescos los escaldamos previamente en agua hirviendo unos 6 minutos).

Pasamos a un vaso batidor junto con los ajos, la cebolla picada y la harina de garbanzos.

Añadimos la pimienta y el comino también. Trituramos y dejamos reposar la masa 1 hora.

Pasado ese tiempo, formamos los falafels y cocinamos al horno o en freidora de aire a 180 °C durante 10 minutos hasta que estén dorados.

Para hacer la salsa tzatziki, comenzamos lavando el pepino y lo rallamos, lo escurrimos bien para quitarle el exceso de agua. Lo llevamos a un bol y lo mezclamos con el yogur griego, las hojas de menta picadas, los dientes de ajo picados, el zumo de un limón, pimienta y un buen chorro de aceite de oliva. Mezclamos todo bien y servimos en un bol como acompañamiento de los falafels.

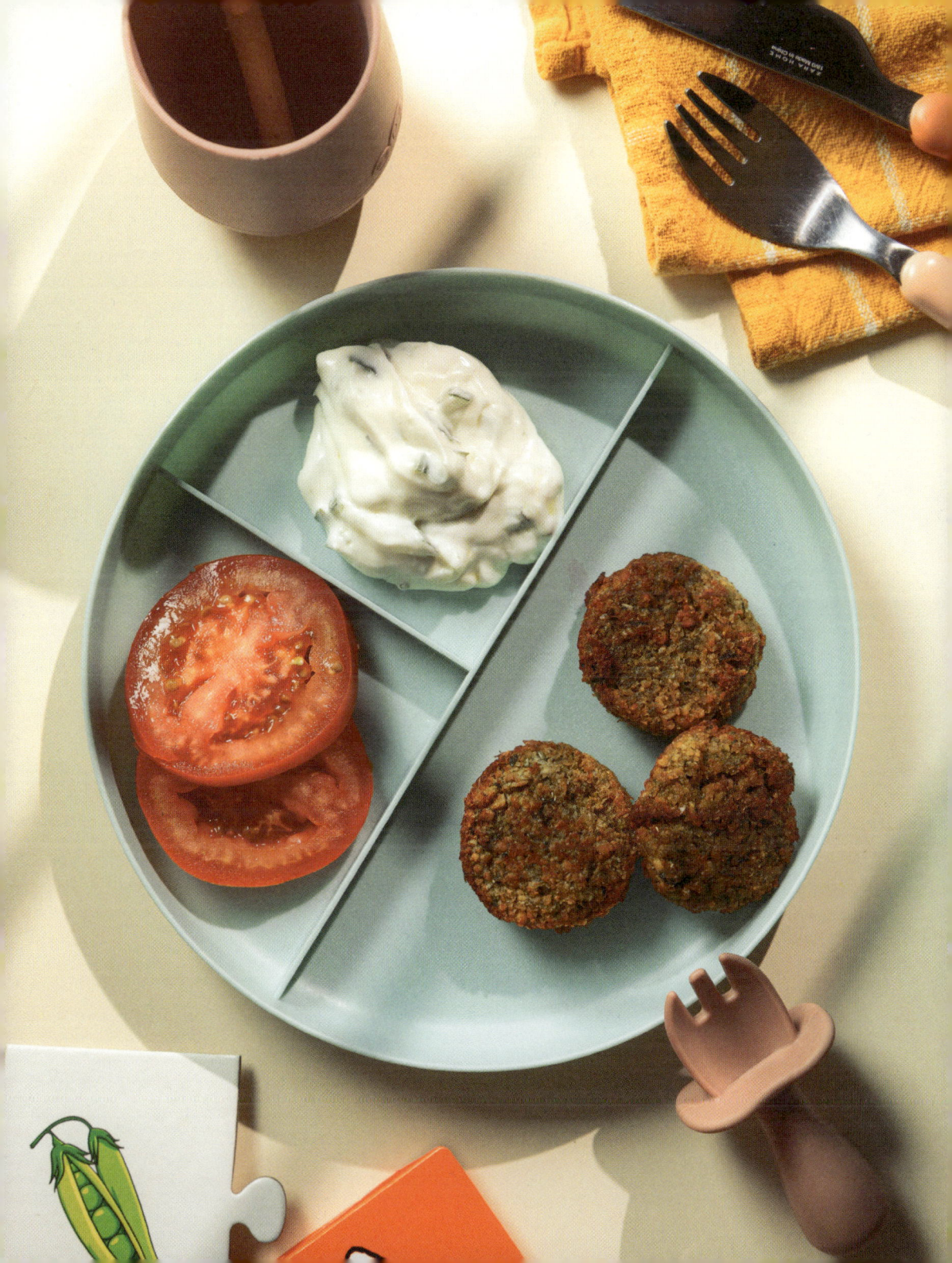

CREPES DE GARBANZOS

- 110 g de harina de garbanzos
- 250 ml de agua
- 1 cucharada de aceite de oliva
- 1 cucharada de zumo de limón

- Tiempo de elaboración: 15 minutos
- Raciones: 4 personas

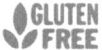 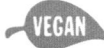

Colocamos todos los ingredientes en el vaso batidor y trituramos. Si no tenemos batidora podemos hacerlo con varillas, con la precaución de no dejar grumos en la mezcla.

Colocamos en una jarrita que nos ayudará a ir echando la mezcla en la sartén.

Cogemos una sartén antiadherente, la engrasamos con un poco de aceite de oliva y pasamos un papel para quitar el exceso. Una vez esté caliente, vamos echando la cantidad justa para que nos quede una crepe finita. Cocinamos durante 1 minuto aproximadamente hasta que veamos que empieza a cuajar y le damos la vuelta, cocinamos 1 minuto más y retiramos de la sartén.

TIPS

Podemos rellenarla de lo que más nos guste, tanto dulce como salado y hacer más cantidad de masa y conservarla un par de días en la nevera. Aunque si nos sobran crepes ya cocinadas también podemos guardarlas bien tapadas para que no se sequen durante 2-3 días en la nevera.

NOODLES

- 380 g de noodles de trigo
- 1 brócoli
- 1 zanahoria
- 1 diente de ajo
- 1 trozo de jengibre
- Aceite de oliva
- 1 cucharada de crema de cacahuete
- Salsa de soja (opcional)
- Brotes de soja
- Cilantro o perejil

- Alérgenos: gluten, soja, frutos secos de cáscara
- Tiempo de elaboración: 20 minutos
- Raciones: 4 personas

Por un lado, ponemos a cocer los noodles según las indicaciones del paquete.

Mientras tanto, cortamos el brócoli en pequeños trozos, la zanahoria en bastones muy finos y picamos el ajo y el jengibre.

Cogemos una sartén tipo wok si tenemos o cualquiera que sea lo bastante grande. Añadimos un chorrito de aceite de oliva y comenzamos sofriendo el ajo y el jengibre.

A continuación, incorporamos el brócoli y la zanahoria y los brotes de soja y rehogamos.

Agregamos la crema de cacahuete y la salsa de soja (opcional) y rehogamos todo junto.

Por último, añadimos los noodles ya cocidos y salteamos para que se integren los sabores.

Servimos con alguna hierba fresca por encima como cilantro o perejil.

SU PRIMERA PIZZA

Masa de pizza:
- 7 g de levadura fresca
- 156 ml de agua tibia
- 260 g de harina de trigo integral
- 1 cucharada de aceite de oliva

Para la pizza (de cebolla caramelizada y berenjena):
- 2 berenjenas
- 2 cebollas
- 120 g de salsa de tomate o tomate frito
- Queso o queso vegano
- Albahaca

- Alérgenos: gluten
- Tiempo de elaboración: 20 minutos
- Fermentación: 4 horas
- Raciones: 4 personas

 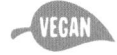

Empezamos disolviendo la levadura en agua tibia y a continuación le incorporamos la harina en un bol. Mezclamos sin necesidad de que nos quede perfectamente integrado. Dejamos reposar 30 minutos y veremos cómo por acción de la autolisis los ingredientes se integran solos.

A continuación, incorporamos el aceite y empezamos a amasar con las manos durante 5-7 minutos encima de la bancada o mesa enharinada. Formamos una bola que dejaremos reposar un par de horas fuera de la nevera tapada con un paño. Pasado este tiempo, la masa habrá doblado su tamaño, la dividimos en dos bolas de unos 200 gramos y volvemos a dejarlo fermentar durante 2 horas más a temperatura ambiente. Aquí podríamos meter las masas en la nevera y dejarlas hasta el día siguiente o bien haberlas preparado el día anterior. Pasado este tiempo enharinamos la encimera de la cocina y extendemos la masa, sin necesidad de rodillo y con la yema de los dedos le damos la forma de la pizza dejando los bordes un poco más gruesos.

Ponemos los ingredientes a nuestro gusto, en este caso vamos a hacerla de berenjena asada y cebolla caramelizada. Para ello tendremos asadas previamente un par de berenjenas a las que les sacaremos la carne y las desmenuzaremos y la cebolla caramelizada. Para esta última pelamos un par de cebollas y las cortamos lo más fino posible. Las ponemos en un cazo tapado con un chorrito de aceite de oliva y vamos removiendo hasta que se queden muy pochadas. Colocamos un par de cucharadas de tomate sobre la base de la pizza, el queso, las berenjenas asadas y la cebolla y horneamos 8-10 minutos a 220 °C.

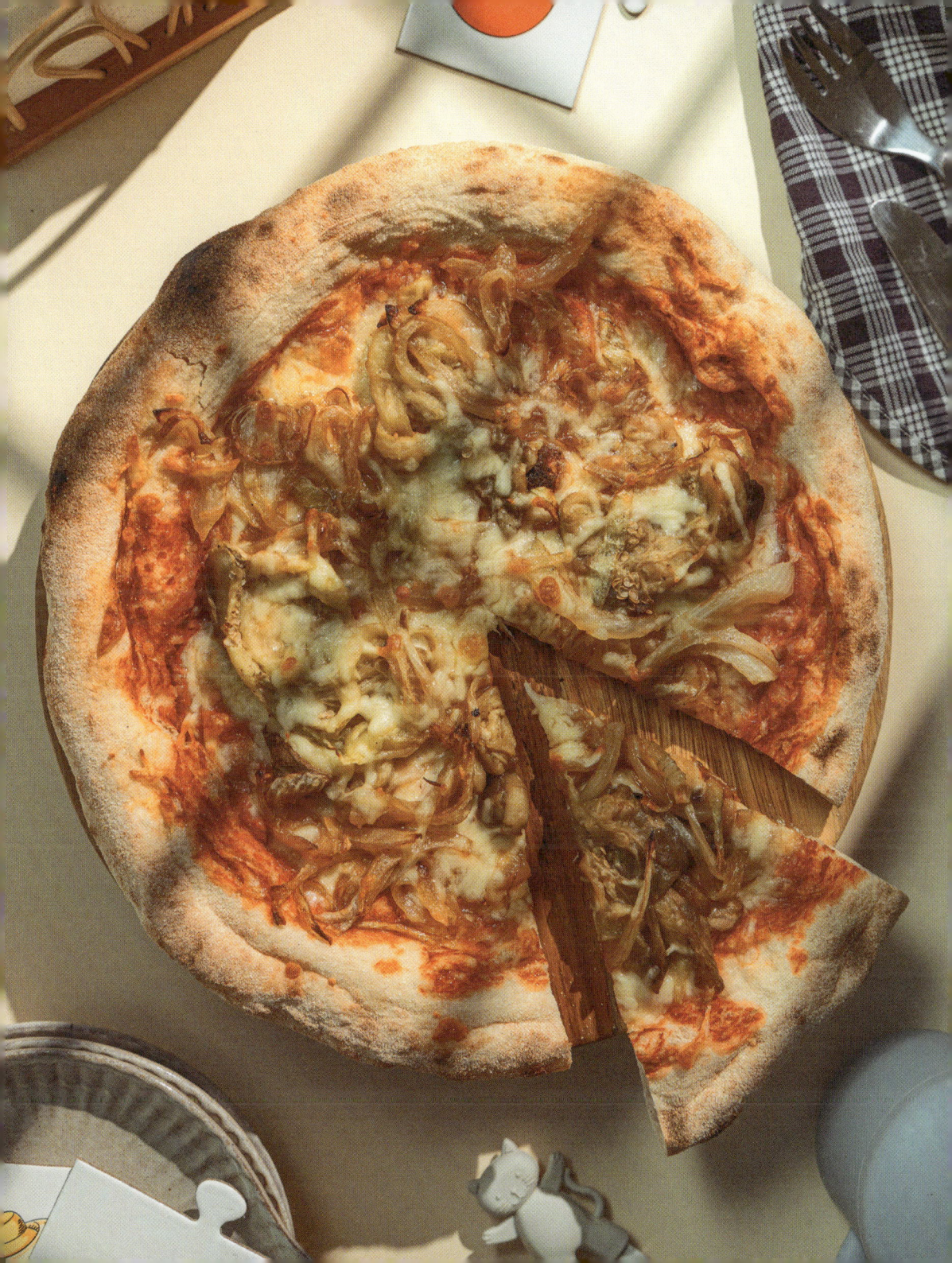

PASTA CON SALSA CREMOSA DE ALUBIAS BLANCAS

- 320 g de pasta (la que nos guste)
- Aceite de oliva
- 3 dientes de ajo
- Laurel
- 400 g de alubias blancas cocidas
- 1 cebolla
- Pimienta
- Tomillo

- Alérgenos: gluten
- Tiempo de elaboración: 30 minutos
- Raciones: 4 personas
- Opción sin gluten: sustituir por pasta sin gluten

Ponemos una olla con abundante agua para cocer la pasta según las indicaciones del paquete.

Mientras, en otra cazuela con 2 o 3 cucharadas de aceite de oliva, añadimos los ajos picados, seguidos de la cebolla, y antes de que tomen color incorporamos una hoja de laurel y las alubias con un poco del agua de la cocción de la pasta.

Vamos removiendo las alubias al tiempo que las chafamos para que se forme una crema, no importa que se vea algún trozo de alubia más grande, aunque si preferimos podemos triturar para que nos quede más fina.

Agregamos un toque de pimienta y añadimos la pasta una vez la tenemos cocida al dente. Le damos un par de vueltas para que se ligue más la salsa y se integre el sabor en la pasta y servimos. Terminamos con alguna hierba aromática, que puede ser tomillo o la que más nos guste.

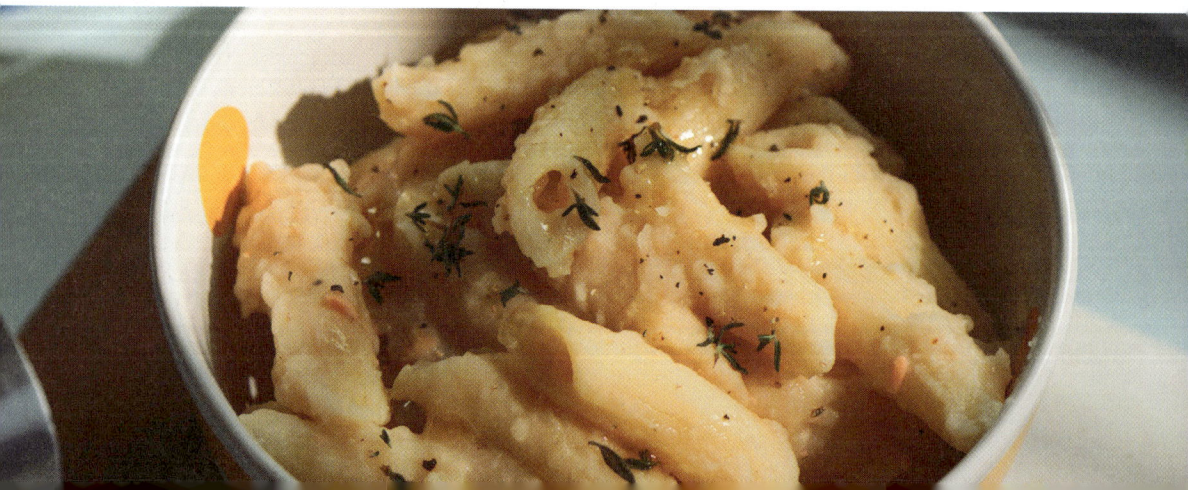

HAMBURGUESA DE QUINOA, BRÓCOLI Y COLIFLOR

- 250 g de quinoa
- 150 g de brócoli
- 150 g de coliflor
- 2 dientes de ajo
- 80 g de harina de garbanzos
- Perejil
- Comino
- Pimienta

- Tiempo de elaboración: 1 hora
- Raciones: 4 personas

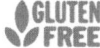 

Cocemos en primer lugar la quinoa el tiempo que nos indique el paquete.

A continuación, cocemos el brócoli y la coliflor y los picamos muy finamente, podemos ayudarnos de una picadora o de un robot de cocina.

Mezclamos en un bol la quinoa con la verdura, los ajos picados y le añadimos la harina de garbanzos. Agregamos también un poco del agua de cocción de las verduras para ayudar a mezclar la masa.

Revolvemos todo hasta formar una masa compacta.

Por último, formamos nuestras hamburguesas y las dejamos reposar en la nevera 30 minutos para que cojan algo de firmeza.

Doramos en la sartén por los dos lados y sazonamos con algo de perejil, comino y pimienta.

Cremas para untar

CREMA PARA UNTAR DE PIMIENTOS

- 600 g de pimiento rojo asado
- 2 dientes de ajo
- 80 g de nueces
- 10 ml de zumo de limón
- 1 cucharada de pimentón dulce
- 1 cucharadita de comino en polvo
- AOVE
- Pimienta

- Alérgenos: frutos secos de cáscara
- Tiempo de elaboración: 40 minutos
- Raciones: 6 personas

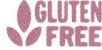 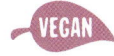

Incorporamos el pimiento rojo asado y pelado junto con los dientes de ajo, las nueces, el zumo de limón y las especias y trituramos hasta formar una masa compacta.

Añadimos el aceite de oliva virgen extra y volvemos a triturar hasta conseguir una textura cremosa.

Si vemos que nos queda muy espeso podemos aligerar con un poco de agua. Sazonamos con pimienta.

TIPS

Servir acompañado de unos picos, rosquilletas o el pan de pita de la página 82.

También puede usarse de untable para sándwiches y bocadillos.

CREMA PARA UNTAR DE BERENJENAS

- 2 berenjenas
- 2 dientes de ajo
- 2 cucharadas de tahini
- 1 cucharadita de comino en polvo
- 1 cucharadita de pimentón dulce
- AOVE
- Zumo de limón

- Tiempo de elaboración: 40 minutos
- Raciones: 4 personas

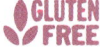 

En primer lugar, asamos las berenjenas al horno hasta que estén blanditas.

Una vez se hayan enfriado, sacamos la carne de las berenjenas.

A continuación, trituramos todos los ingredientes junto con la carne de las berenjenas hasta conseguir una textura fina y cremosa.

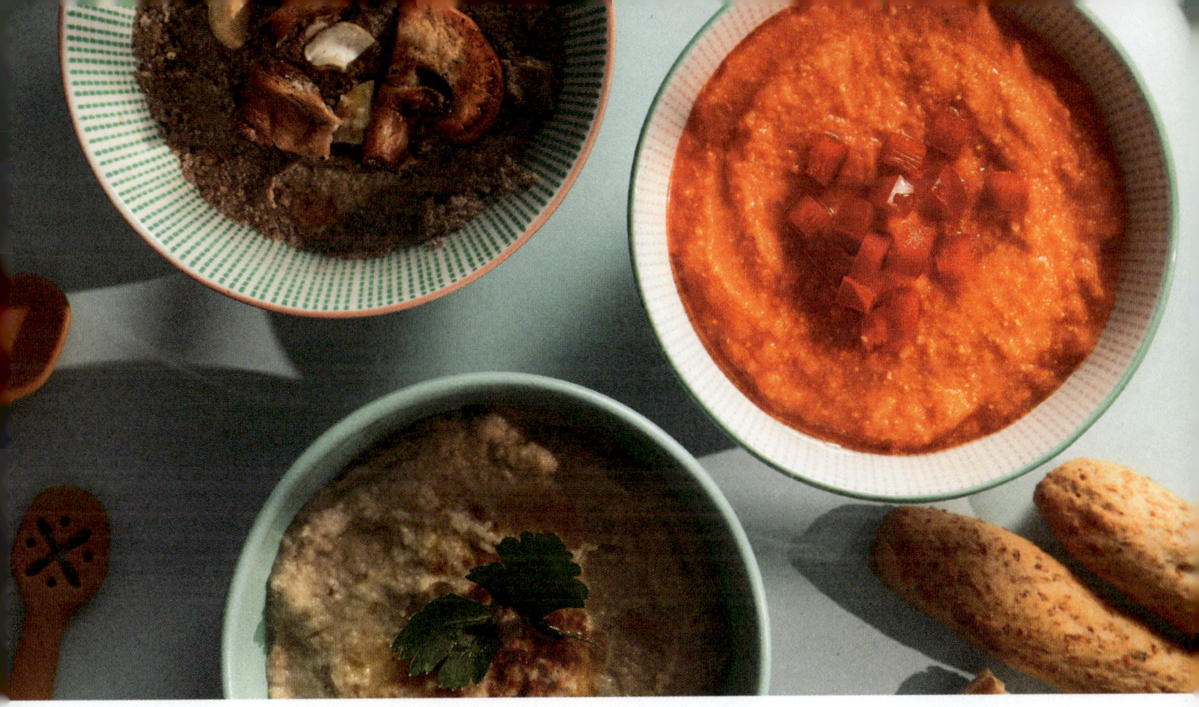

CREMA PARA UNTAR DE CHAMPIÑONES

- 80 g de anacardos crudos
- Aceite de oliva
- 2 dientes de ajo
- 1 cebolla
- 500 g de champiñones
- Pimienta

- Alérgenos: frutos secos de cáscara
- Tiempo de elaboración: 15 minutos (remojando los anacardos 2 h antes)
- Raciones: 4 personas

En primer lugar, hidratamos los anacardos durante un par de horas.

En una sartén con un poco de aceite de oliva rehogamos los dientes de ajo y la cebolla picados.

A continuación, añadimos los champiñones troceados y cocinamos hasta que tomen un poco de color.

Trituramos los champiñones junto con los anacardos hasta conseguir una pasta cremosa.

Agregamos un toque de pimienta y servimos.

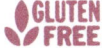 

Snacks

BASTONES DE POLENTA CRUJIENTES

- 250 g de polenta
- 1 litro de caldo o de agua
- Orégano
- Pimenta

- Tiempo de elaboración: 1 minuto
- Raciones: 4 personas

 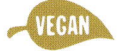

Cocer la polenta según las indicaciones del paquete, podemos utilizar agua o caldo. Lo aromatizamos con pimienta y orégano o nuestra especia favorita. Una vez cocida la polenta la extendemos sobre una bandeja y la dejamos enfriar. La cortamos en bastones del tamaño que queramos. Horneamos a 220 °C durante 20 minutos hasta que estén doraditos.

TIP
Los podemos comer por sí solos o utilizar para mojar en cualquier salsa.

TORTITAS DE CALABAZA, TRIGO SARRACENO Y QUESO

- 400 g de calabaza cocida o asada
- 100 g de queso rallado
- 200 g de harina de trigo sarraceno
- 4 huevos
- Pimienta
- Curry o cúrcuma (opcional)
- Aceite de oliva

- Alérgenos: lactosa y huevo
- Tiempo de elaboración: 25-30 minutos
- Raciones: 4 personas

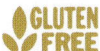

En primer lugar, asamos o cocemos la calabaza hasta que esté blanda para poder sacarle la carne. Trituramos con ayuda de una batidora todos los ingredientes. Podemos aromatizar con alguna especia como curry o cúrcuma.

Ponemos una sartén antiadherente a calentar y cuando lo esté añadimos un poquito de aceite de oliva para que no se pegue. Quitamos el exceso con un papel.

Vamos echando la masa hasta que se cuajen las tortitas, calentamos 1 minuto por cada lado aproximadamente.

ROSQUILLETAS DE ESPELTA Y CENTENO

- 20 g de levadura fresca
- 60 ml de agua tibia
- 120 g de harina de espelta
- 100 g de harina de centeno
- 40 ml de aceite de oliva

- Alérgenos: gluten
- Tiempo de elaboración: 3 horas (contando el tiempo de reposo de la masa)
- Raciones: 4 personas

En primer lugar, disolvemos la levadura en el agua tibia.

Incorporamos las harinas y el aceite y amasamos para integrar bien todos los ingredientes durante aproximadamente 5 minutos.

Dejamos reposar la masa durante 2 horas hasta que doble su tamaño.

Pasado este tiempo aplastamos un poco la masa con las manos para desgasificarla y la separamos en porciones de unos 15 gramos.

Estiramos las bolitas para darles forma de rosquilletas.

Podemos decorarlas con semillas y hierbas aromáticas si queremos.

Horneamos a 180 °C durante 30 minutos.

Enfriamos y ¡listas para comer!

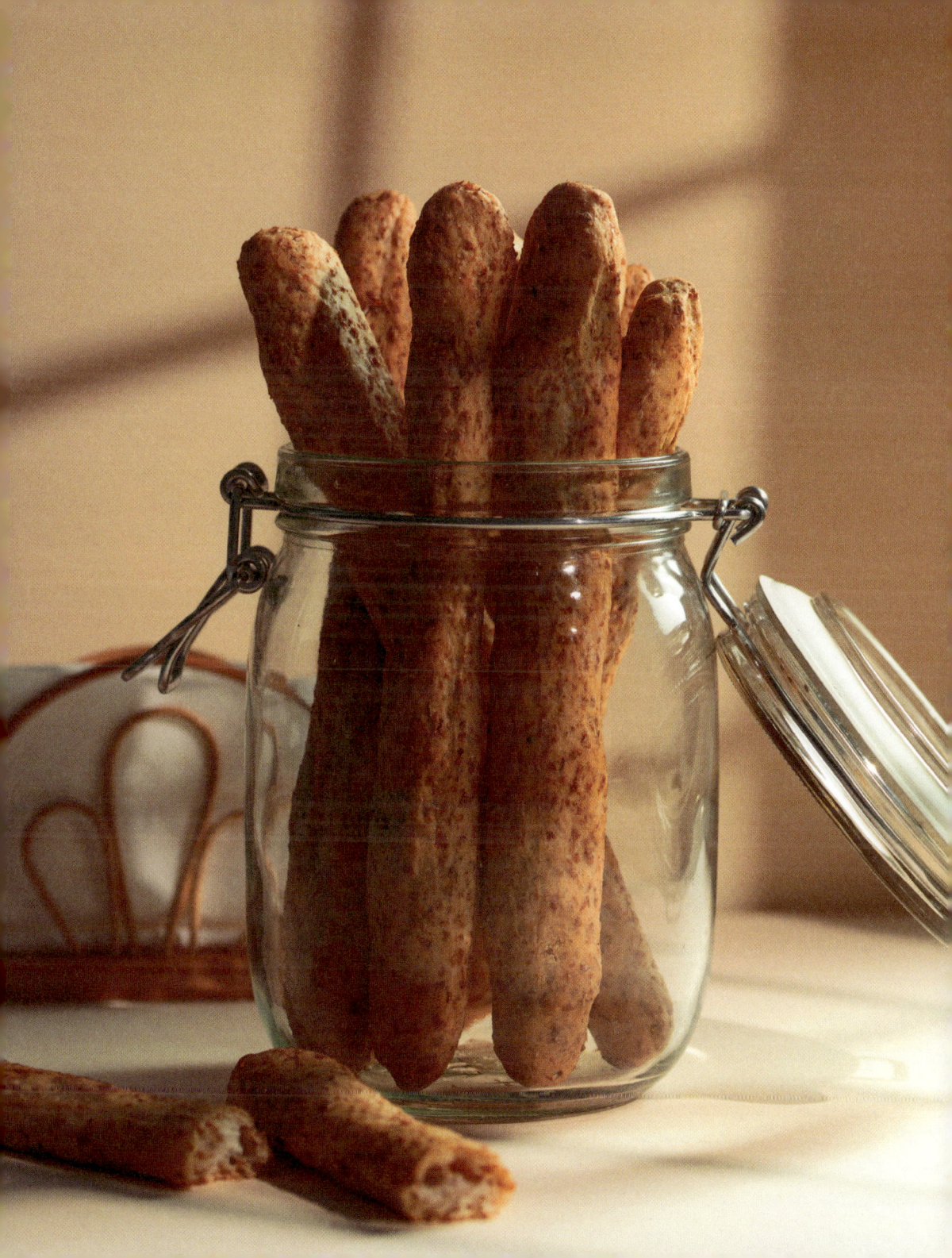

Recetas dulces

DÓNUTS ALMENDRADOS DE LENTEJAS

- 200 g de lentejas cocidas
- 4 huevos
- 150 g de pasta de dátiles
- 40 g de harina de almendras
- 40 g de cacao en polvo
- 7 g de levadura en polvo
- 100 g de chocolate para fundir
- 50 g de almendras picadas

- Alérgenos: huevo y frutos secos de cáscara
- Tiempo de elaboración: 25 minutos
- Raciones: 4 personas

Comenzamos triturando las lentejas hasta convertirlas en una pasta fina.

Por otro lado, batimos los huevos y los integramos en la pasta de lentejas.

Continuamos batiendo y añadimos la pasta de dátiles, la harina de almendras, el cacao en polvo y la levadura.

Batimos unos minutos más hasta conseguir una masa homogénea y la vertemos en un molde para dónuts.

Horneamos a 180 °C durante 18 minutos.

Dejamos enfriar y mientras tanto preparamos el chocolate fundido y las almendras picadas.

Una vez tenemos los dónuts fríos, desmoldamos y los bañamos en el chocolate y le añadimos las almendras picadas por encima.

Dejamos que enfríe el chocolate y listo.

PUMPKIN CAKE (BIZCOCHO DE CALABAZA)

- 4 huevos
- 80 g de pasta de dátiles
- 200 ml de aceite de oliva suave
- 180 de harina de trigo
- 80 g de harina de almendras
- 16 g de levadura Royal
- 1 cucharadita de canela en polvo
- 300 g de calabaza

- Alérgenos: gluten, frutos secos de cáscara y huevo
- Tiempo de elaboración: 1 hora
- Raciones: 6 personas
- Opción sin gluten: sustituir por harina sin gluten de repostería

Comenzamos batiendo los huevos junto con la pasta de dátiles y a continuación incorporamos el aceite, y lo mezclamos todo muy bien.

Luego añadimos la mezcla de la harina de trigo y de almendras, tamizándola con un colador. Agregamos también la levadura Royal y la canela y mezclamos.

Por último, añadimos la calabaza rallada en crudo, removemos y vertemos la mezcla en un molde de horno con un papel vegetal para que no se pegue.

Horneamos a 170 °C durante 45-50 minutos.

Comprobamos que el bizcocho está hecho pinchándolo con un palillo, debe salir limpio para que esté cocinado.

Dejamos enfriar y está listo para comer.

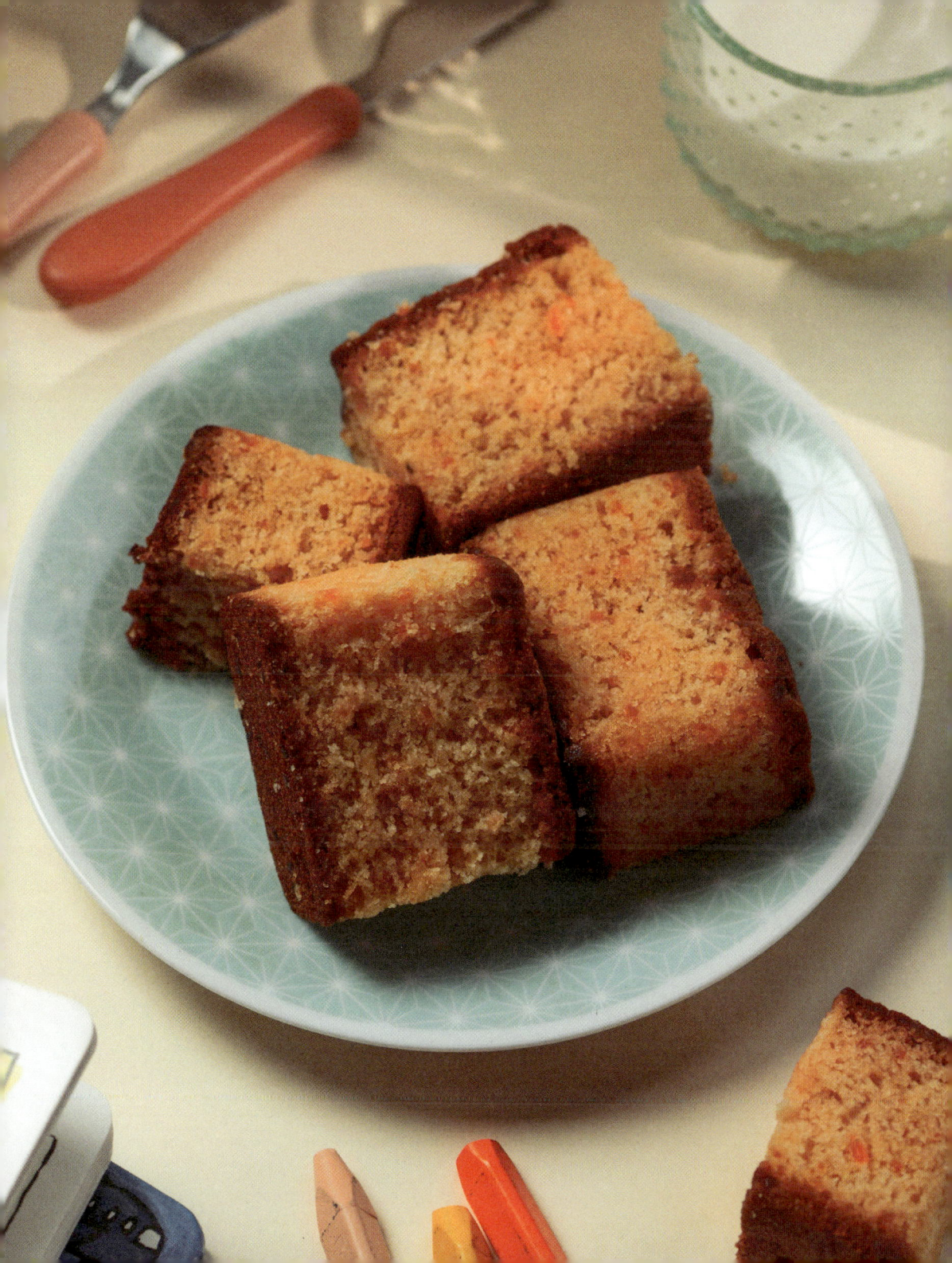

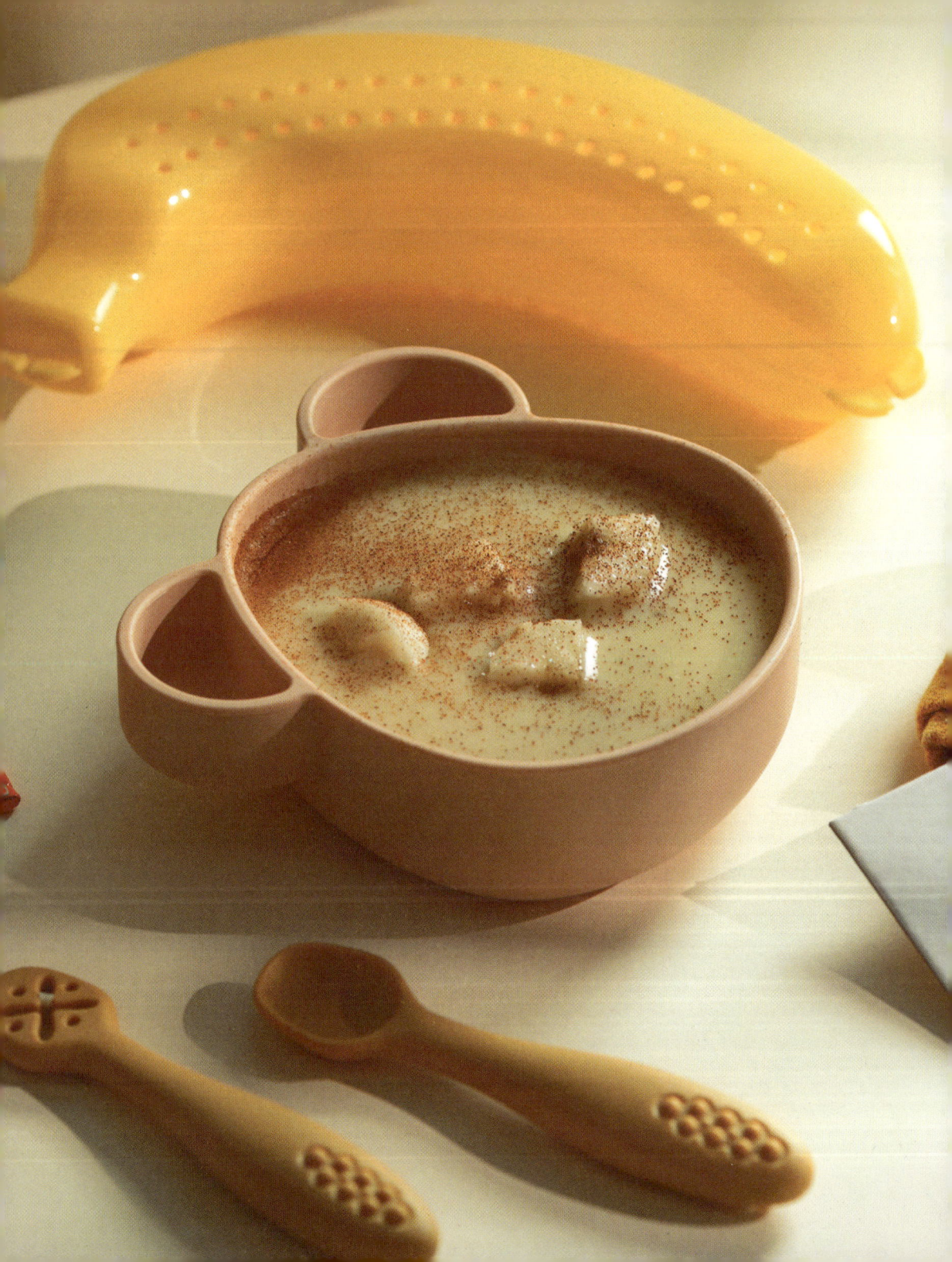

NATILLAS DE PLÁTANO Y TAHINI

- 3 plátanos maduros
- ½ litro de leche
- 1 ramita de canela
- 4 yemas de huevo
- 60 g de tahini
- Canela en polvo

- Alérgenos: lactosa y huevo
- Tiempo de elaboración: 20 minutos de elaboración y 2 horas de enfriado
- Raciones: 4 personas

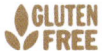

Empezamos troceando los plátanos en pequeños trozos.

En una olla introducimos medio litro de leche, la ramita de canela y el plátano troceado, y lo ponemos al fuego sin dejar de remover.

Infusionamos sin que llegue a hervir durante 5 minutos.

Retiramos la cazuela del fuego, sacamos los trocitos de plátano y la ramita de canela y los mezclamos con las yemas de huevo bien batidas y la tahini.

Volvemos a introducir la mezcla de plátano, tahini y yemas en la leche y lo ponemos al fuego sin parar de remover hasta que veamos que empieza a coger textura. Es importante que no hierva muy fuerte para que no se queme ni se corte la natilla.

Retiramos del fuego y colocamos en vasitos para enfriar en la nevera.

Podemos decorar con trocitos de plátano, galleta y un poquito de canela en polvo.

MINIEMPANADILLAS DE MANZANA Y CANELA

Para la masa (podemos comprarla hecha):
- 40 g de mantequilla
- 500 g de harina de fuerza
- 235 ml de agua tibia

Para el relleno:
- 4 manzanas golden
- 1 cucharada de mantequilla
- Zumo de 1 limón
- Canela en polvo

- Alérgenos: lactosa y gluten
- Tiempo de elaboración: 1 hora
- Raciones: 4 personas
- Opción sin gluten: sustituir por harina sin gluten de repostería
- Opción vegana y sin lactosa: usar margarina en vez de mantequilla

En primer lugar, elaboramos la masa, para ello fundimos la mantequilla y mezclamos en un bol la harina con la mantequilla y el agua tibia, amasamos unos 5 minutos y dejamos reposar unos 30 minutos.

Pasado este tiempo, estiramos la mezcla con un rodillo y con un aro cortapastas dibujamos círculos para las miniempanadillas.

Para preparar el relleno cortamos la manzana en daditos y salteamos en una sartén con una cucharada de mantequilla, cuando empiece a tomar color añadimos el zumo de un limón y la canela, cocinamos unos minutos y enfriamos.

Formamos las empanadillas y horneamos unos 10 minutos a 200 °C hasta que veamos que la masa toma color.

TIPS
Podemos sustituir la manzana por cualquier otra fruta de temporada, realizando la misma receta.
A partir del segundo cumpleaños de nuestro peque podremos incluir un chorrito de miel y una pizca de sal en el relleno.

MAGDALENAS DE YOGUR Y FRUTOS ROJOS

- 3 huevos
- 110 g de yogur griego
- 200 g de pasta de dátiles
- 180 g de harina de trigo
- 1 sobre de levadura Royal
- 120 ml de aceite de oliva suave
- Una pizca de sal (opcional)
- Canela
- 80 g de frutos rojos de temporada (pueden ser congelados)

- Alérgenos: gluten, lactosa y huevos
- Tiempo de elaboración: 25 minutos
- Raciones: 12 magdalenas
- Opción sin gluten: sustituir la harina de trigo por preparado sin gluten para repostería
- Opción sin lactosa: utilizar yogur de soja

En un bol batimos los huevos hasta que prácticamente doblen su tamaño.

Añadimos el yogur griego y la pasta de dátiles y mezclamos.

A continuación, incorporamos la harina tamizada con un colador y el sobre de levadura.

Añadimos por último el aceite, una pizca de sal, la canela y los frutos rojos troceados, y terminamos de mezclar todo bien.

Colocamos en moldes de magdalenas y horneamos a 180 ºC durante 16 minutos.

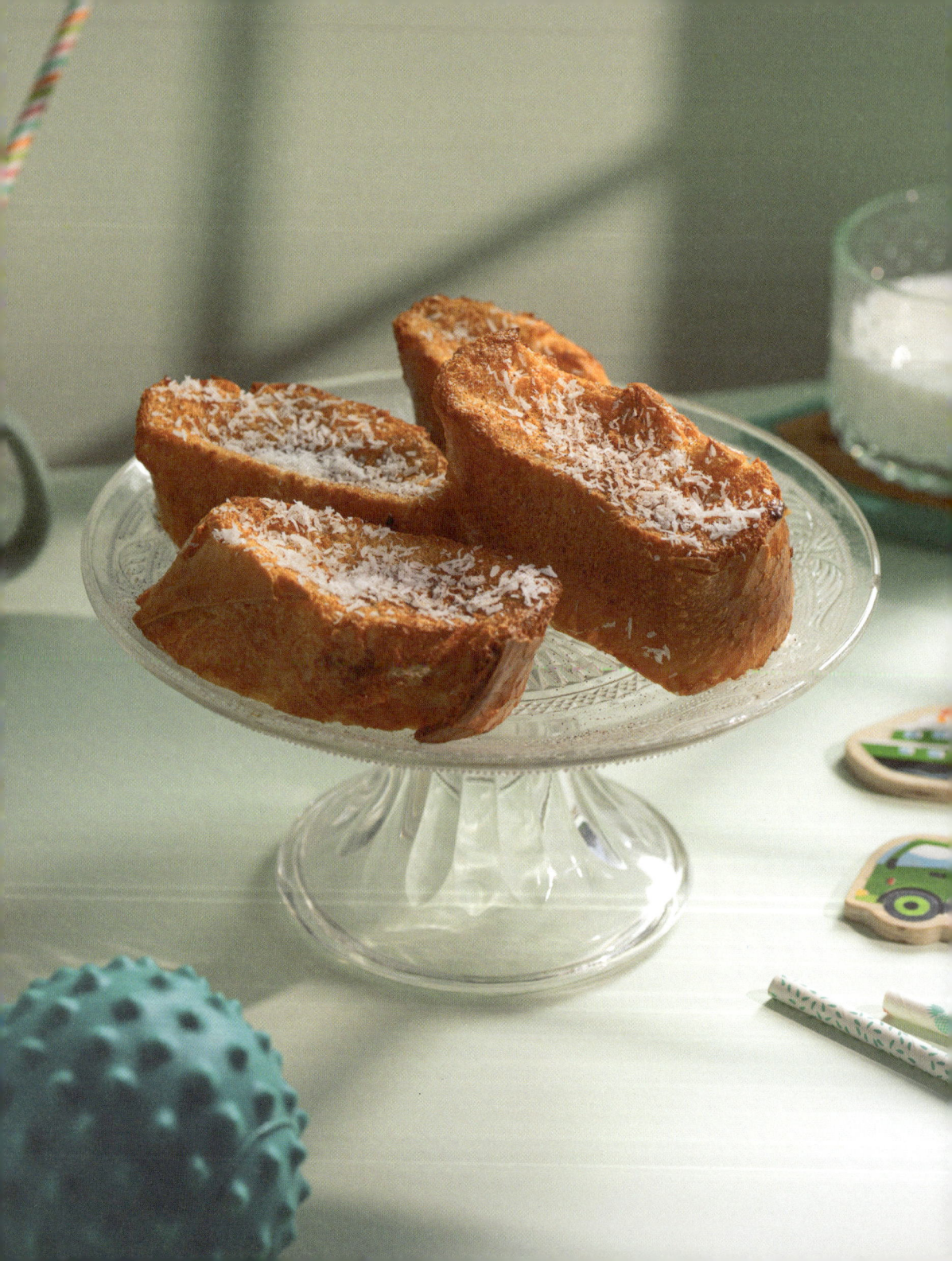

TORRIJA DE COCO AL HORNO

- 1 litro de leche de coco
- Piel de 1 lima o 1 limón
- Un trozo de jengibre
- 8 rebanadas de pan
- 3 huevos
- Canela en polvo
- Coco rallado

- Alérgenos: gluten y huevo
- Tiempo de elaboración: 20 minutos y 2 horas de enfriado
- Raciones: 4 personas

En una cazuela ponemos la leche de coco junto con la piel del limón o la lima y un trozo de jengibre.

Infusionamos sin que llegue a hervir durante 5 minutos y dejamos enfriar.

Una vez tenemos la leche fría, bañamos las rebanadas de pan hasta que se empapen bien y escurrimos el exceso de leche sobre una rejilla.

Por último, pasamos las torrijas por el huevo batido y las colocamos sobre una bandeja de horno.

Horneamos a 200 °C unos 10 minutos hasta que se doren.

Preparamos en un bol una mezcla de canela y coco rallado y pasamos las torrijas por esta mezcla.

Dejamos enfriar y listas.

HELADO DE MELOCOTÓN, FRESA Y YOGUR

- 500 g de yogur natural griego
- 2 melocotones
- 200 g de fresas

- Alérgenos: lactosa
- Tiempo de elaboración: 15 minutos y 3 horas de congelador
- Raciones: 4 personas
- Opción vegana y sin lactosa: sustituir por yogur de soja

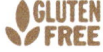

Mezclamos todos los ingredientes con la ayuda de una batidora o de un robot de cocina.

Colocamos en moldes para helados y congelamos durante 3 horas.

TIP
Podemos trocear la fruta en lugar de triturarlo todo junto para destacar más los ingredientes por separado o agregar otros ingredientes como hojas de hierbabuena, semillas de chía, entre otros...

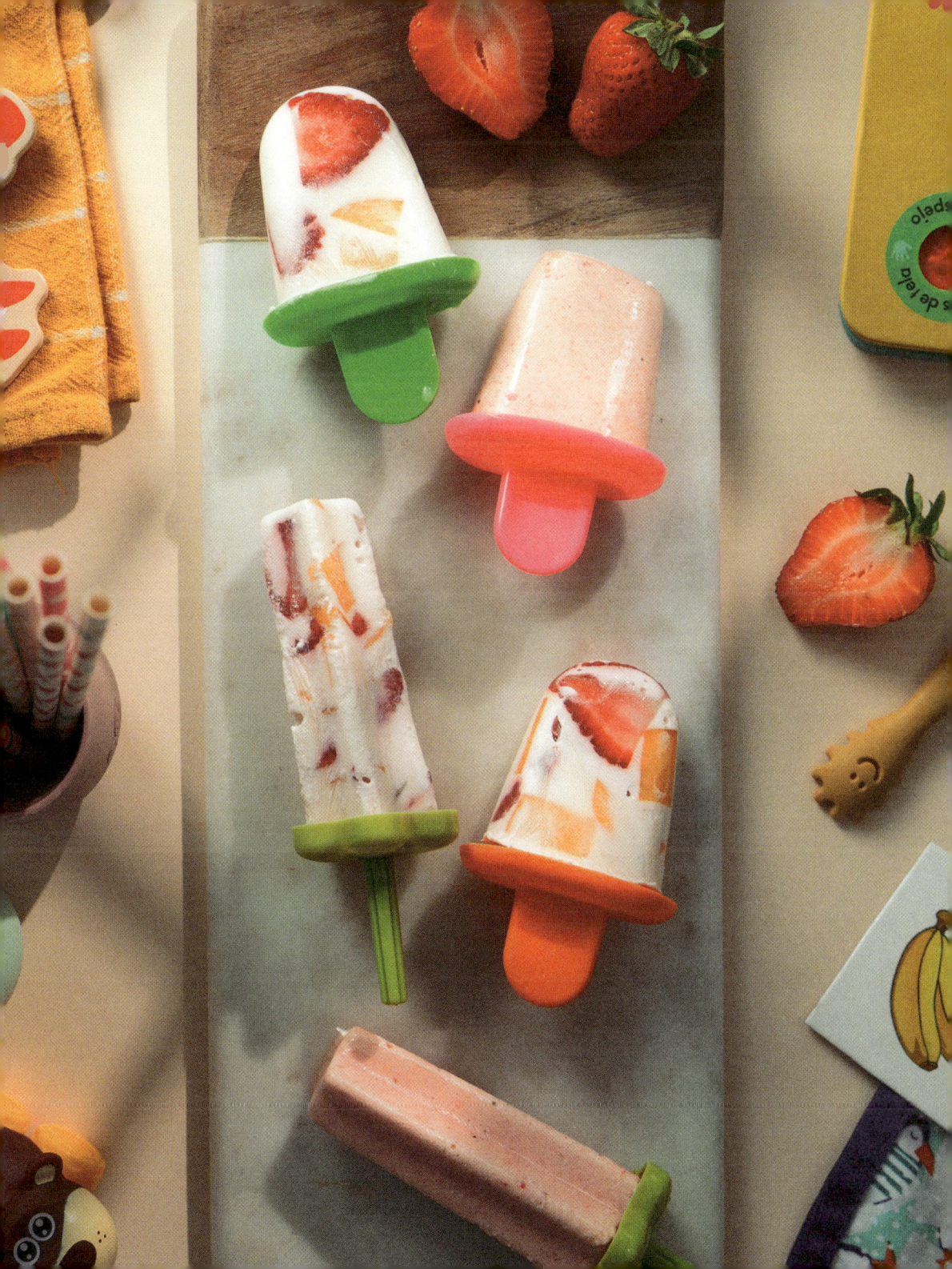

PAN DE LECHE

- 15 g de levadura de panadería
- 175 g de leche entera
- 3 huevos
- 500 g de harina de trigo
- 100 g de mantequilla
- 1 huevo (para pintar)
- 100 ml de leche (para pintar)

- Alérgenos: gluten, lactosa y huevos
- Tiempo de elaboración: 30 minutos y 3 horas de reposo
- Raciones: 12 bollitos
- Opción sin gluten: sustituir por harina sin gluten de repostería
- Opción vegana: utilizar bebida vegetal y margarina
- Opción sin lactosa: usar una leche sin lactosa y margarina

Disolvemos la levadura en la leche tibia e incorporamos los huevos batidos. Luego, agregamos la harina, la mantequilla en pomada (ligeramente fundida) y mezclamos todo amasando durante 5 minutos.

Dejamos la masa reposar en un bol engrasado y tapado durante 1 hora. Pasado este tiempo cogemos la masa y hacemos porciones del tamaño que queramos. Las colocamos sobre una bandeja de horno separadas y con papel vegetal y dejamos reposar 2 horas más.

Tras este tiempo los bollitos habrán crecido durante la fermentación. Los pintamos con una mezcla de leche y huevo batido e introducimos en el horno con calor arriba y abajo a 180 °C durante 20 minutos. Los dejamos enfriar y ya están listos para comer.

TIPS

Los podemos congelar sin problemas y tenerlos preparados para una merienda o un almuerzo.
Si los vamos a dejar a temperatura ambiente, es mejor taparlos con film para que no se resequen y se queden duros.

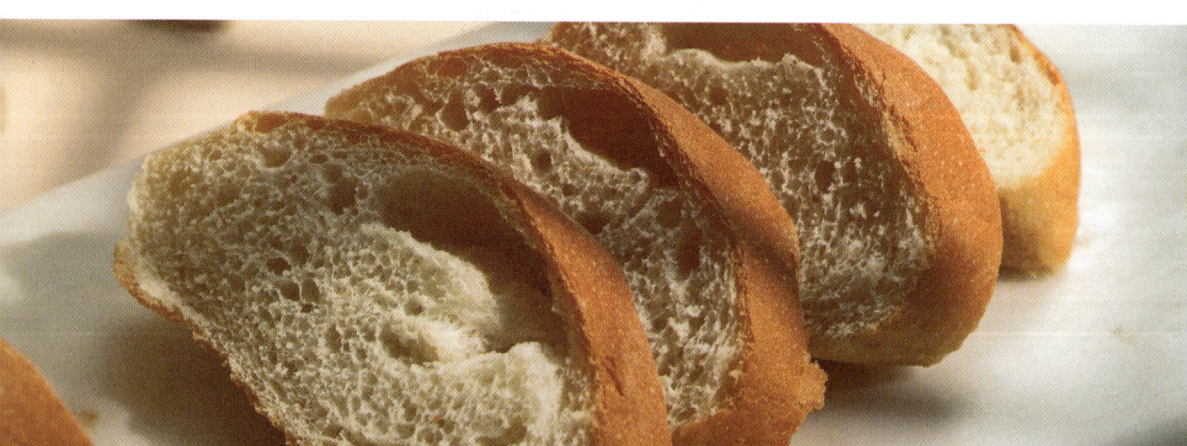

COOKIE DE ALMENDRAS, PLÁTANOS Y PASAS

- 3 huevos
- 280 g de mantequilla
- 2 plátanos maduros
- 200 g de harina
- 200 g de harina de almendras
- 1 sobre de levadura
- 100 g de pasas

- Alérgenos: gluten, frutos con cáscara, huevos y lactosa
- Tiempo de elaboración: 45 minutos
- Raciones: 12 unidades
- Opción sin gluten: sustituir por harina sin gluten de repostería

En un bol batimos los huevos y añadimos la mantequilla atemperada sin fundir del todo.

Incorporamos los plátanos maduros previamente machacados y por último agregamos las dos harinas, la levadura y las pasas.

Mezclamos todo bien y dejamos enfriar la masa en la nevera.

Cuando esté solida formamos las galletas de unos 110 gramos cada una, basta con hacer una bola y aplanar ligeramente. Las colocamos en una bandeja de horno y horneamos a 200 °C durante 10 minutos.

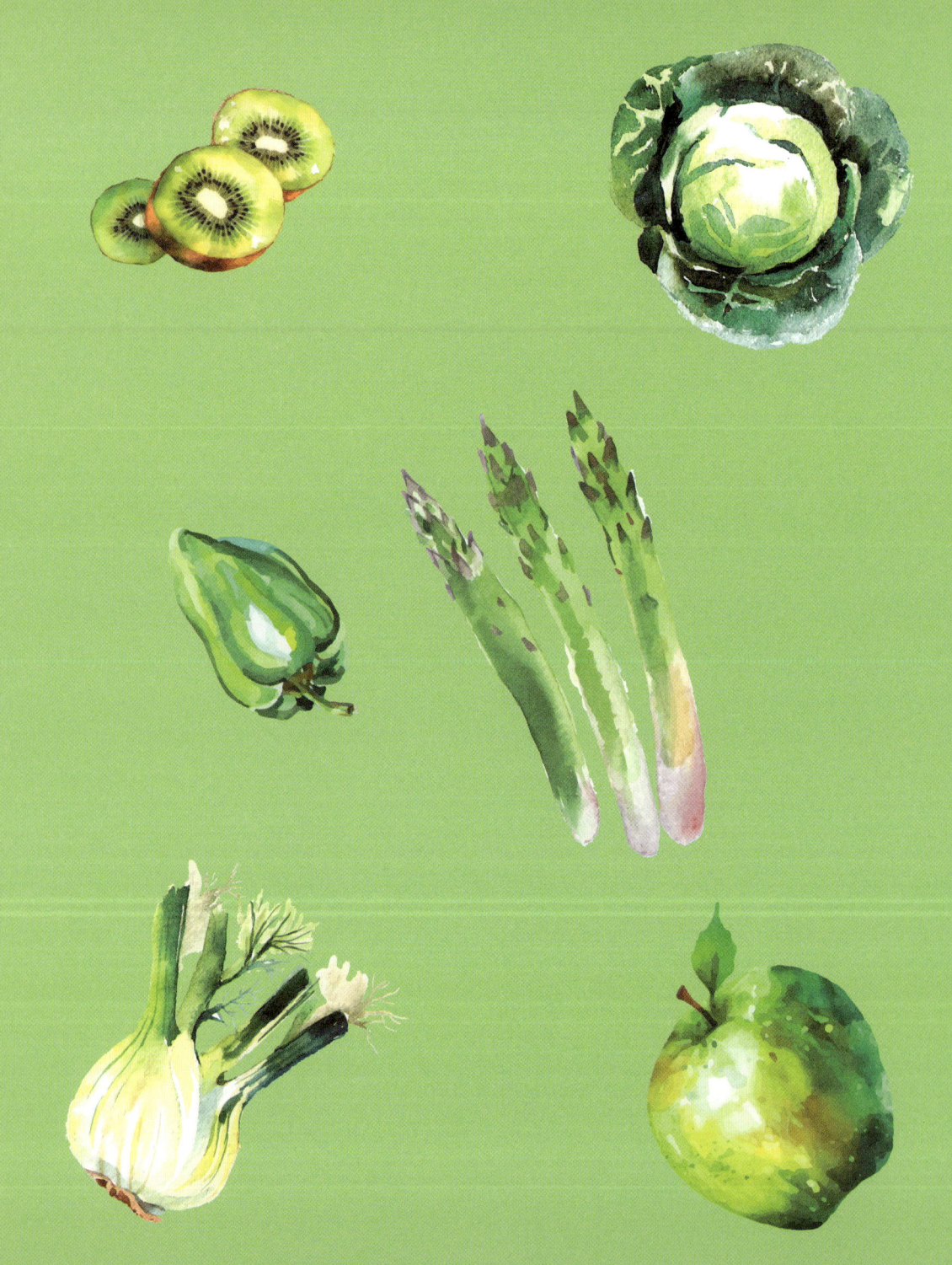

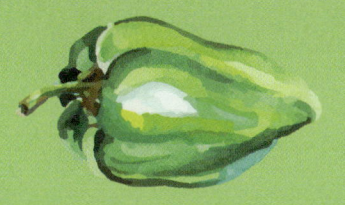
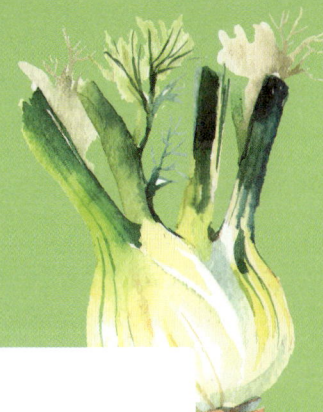

Recursos prácticos

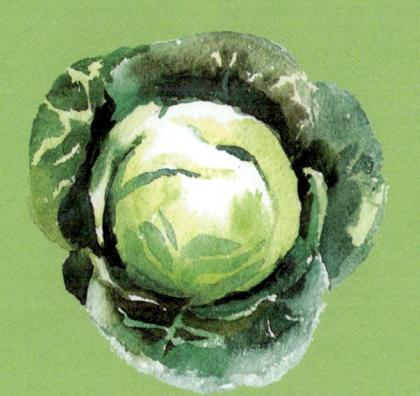
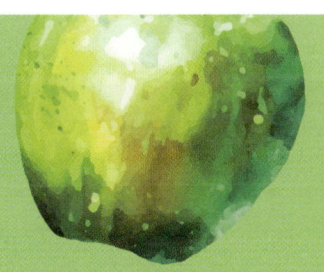

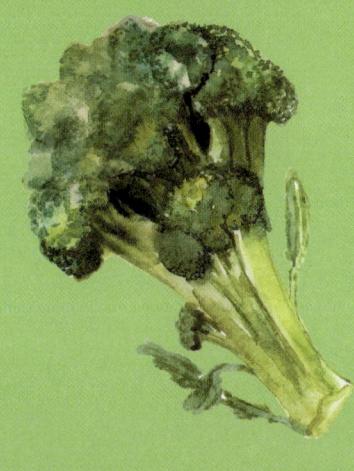

TODO SOBRE EL HIERRO

Necesidades de hierro según la edad (mg/día)

0-6 meses: 0,27 mg
7-12 meses: 11 mg
1-3 años: 7 mg

¿Cómo cubrir el requerimiento de hierro en un peque de 1 a 3 años? (7 mg).[1]

	ALIMENTOS
DESAYUNO	1/2 taza de *porridge* de avena con plátano y crema de cacahuete (2,4 mg).
MEDIA MAÑANA	1/2 kiwi (0,25 mg).
COMIDA	3/4 de taza de lentejas con verduras (4,5 mg) + fruta de temporada o tomate crudo en rodajas (vit. C).
MERIENDA	fruta de temporada.
CENA	muslito de pollo con 2 cucharadas de guisantes y 1/4 de taza de calabaza al horno (2,74 mg) + al menos 500 ml de LM o fórmula infantil, que suele ser la cantidad mínima por consumir entre los 6-12 meses[2] (entre 0,15 mg y 3,5 mg).

1. Esto ha de tomarse como orientativo, puesto que el porcentaje de absorción del hierro resulta variable.
2. La lactancia (tanto materna como con fórmula) ha de seguir siendo la principal fuente de nutrientes del bebé y ha de ofrecerse a demanda.

En el caso de la lactancia materna el bebé usualmente tomará lo que considere en cada momento del día en el que tenga acceso a este alimento y podrá pedir más de necesitarlo.

En el caso de lactancia con fórmula, si antes de los 12 meses el volumen de fórmula que toma el bebé desciende a menos de 500 ml, sería aconsejable consultar el caso con el equipo de salud (pediatra, nutricionista) para cerciorarse de que todo va de acuerdo con lo esperado.

Consejos:

- Los alimentos ricos en vitamina C como las frutas frescas, el pimiento o el perejil, favorecen la absorción del hierro.

- Ofrece pan de masa madre y remoja las legumbres antes de su cocción para aprovechar que a través de estas técnicas culinarias el hierro presente en estos alimentos podrá estar más disponible.

- Evita ofrecer suplementos de calcio junto con alimentos ricos en hierro ya que pueden interferir en su absorción (esto no ocurriría con la lactancia materna, ni con la de fórmula ni con 1 ración de lácteos como yogur o queso, puesto que se ha visto que esta interacción ocurre tras la ingesta de >250 mg de calcio).

ALIMENTOS CON HIERRO

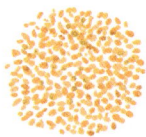
Amaranto
5 mg por taza

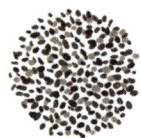
Semillas de chía
1 mg por cucharada

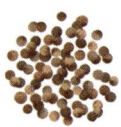
Lentejas
6 mg por taza

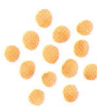
Soja
8,5 mg por taza

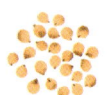
Quinoa
2,5 mg por taza

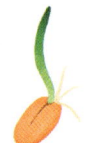
Germen de trigo
8,5 mg por 100 g

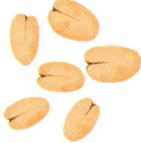
Avena
4,25 mg por 100 g

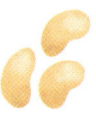
Alubias blancas
6,5 mg por taza

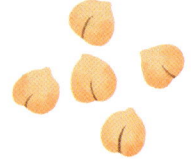
Garbanzos
4,5 mg por taza

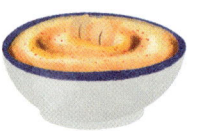
Hummus
1 mg por cucharada

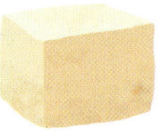
Tofu
5,4 mg por 100 g

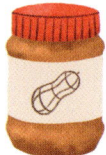
Crema de cacahuete
0,26 mg por cucharada

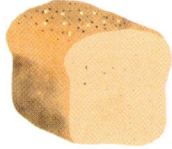
Pan integral
1,5 mg por rebanada

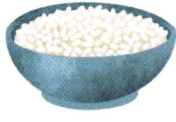
Arroz integral
1,93 mg por 100 g

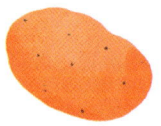
Patata
0,5 mg por ½ unidad

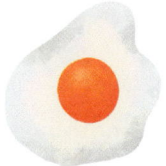
Huevo
0,9 mg

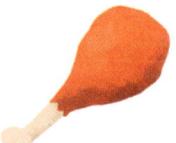
Pollo
1,5 mg por 100 g

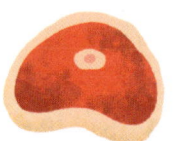
Carne roja
3,20 mg por 100 g

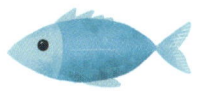
Pescados
1 mg por 100 g

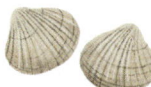
Berberechos
25,6 mg por 100 g

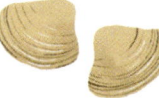
Almejas
24 mg por 100 g

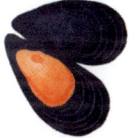
Mejillones
8,4 mg por 100 g

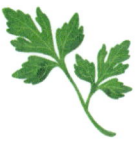
Perejil
1 mg por ½ taza

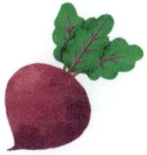
Remolacha
1,5 mg por taza

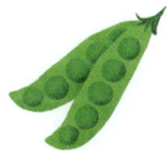
Guisantes
2,5 mg por taza

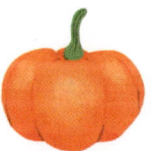
Calabaza
1,5 mg por taza

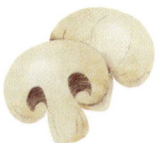
Champiñones
2,5 mg por taza

*Hierro hemo (mayor absorción).
*Hierro no hemo (favorecer su absorción mediante los consejos anexos).

UN EXTRA QUE PUEDE AYUDAR

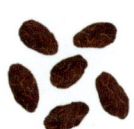
Pasas
1,79 mg
por cada 100 g

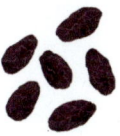
Ciruelas pasas
0,9 mg
por cada 100 g

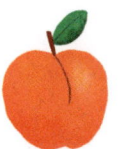
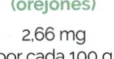
Albaricoque deshidratado (orejones)
2,66 mg
por cada 100 g

Naranja
0,5 mg
por unidad

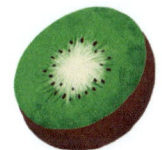
Kiwi
0,5 mg
por unidad

ALIMENTACIÓN COMPLEMENTARIA RESPETUOSA Y POSITIVA

La alimentación perceptiva: responde a las necesidades y señales del bebé.

Principios:

- Respetar el ritmo de cada bebé y permitir cierta autonomía.
- Tolerar cierto desorden.
- Que rechace un alimento al inicio no quiere decir que no le gustará, se ha de seguir ofreciendo sin presiones.
- No se ha de prefijar una cantidad de comida, el bebé decide cuánto come.

Atención a las señales[3] de:

HAMBRE	SACIEDAD
Señala la comida. Se emociona al ver la comida. Emite sonidos que muestran interés o emoción por comer. Abre la boca como gesto para comer. Se acerca a la cuchara o comida. Intenta coger los alimentos o la cuchara. Pone la comida o cuchara en la boca. Continúa alimentándose solo. En este caso ofrecer comida o seguir ofreciendo.	Sacude la cabeza. Cierra la boca con firmeza al ofrecerle comida. Rechaza la comida o la cuchara. Tira o aleja la comida continuamente. Escupe la comida. Se distrae constantemente. El comer se ralentiza. En este caso detenerse y ofrecer en otro momento.

3. Cada bebé es diferente y puede que sus señales también lo sean, pero te animamos a prestar atención y a confiar en tu intuición para reconocer las señales de hambre y saciedad de tu bebé.

Puede resultar de ayuda:

- Establecer rutinas.
- Ofrecer los alimentos en un lugar tranquilo y sin distracciones.
- Comer en familia.
- Mantener un horario, aunque sea flexible.

Recuerda cuidar el ambiente emocional: [4]

- Ser paciente con el ritmo del bebé.
- Si no come o no le gusta, se aconseja permanecer neutral (sin enfadarse), puesto que están aprendiendo a comer y tendremos muchas más oportunidades.
- Evitar ser controlador o exigente, ofrecer premios o castigos en relación con la comida. Mejor acompañar con curiosidad por todo lo que irán descubriendo (sabores preferidos, olores, gestos)...
- Disfrutar de comer en familia.

4. Si alguna de estas recomendaciones resulta difícil de poner en marcha, siempre se puede buscar el apoyo de profesionales de la salud para lograrlo.

CÓMO OFRECER LOS ALIMENTOS E IDEAS DE PLATOS

A medida que van probando alimentos, podremos ofrecer platos combinados como el que te mostramos a continuación. Lo puedes construir ofreciendo:

Frutas y vegetales:

- 1/2 plátano.
- Rodajas o palitos de piña, sandía, melón, pepino, calabacín.
- Manzana y pera cocidas en mitades o ralladas, zanahoria cocida cortada en tiras, hecha puré o rallada. Calabaza al horno.
- 1/2 pieza sin semillas: ciruela, melocotón, mango, nectarina.
- Arbolitos de brócoli y/o coliflor.
- Rodajas de tomate cherry o berenjena cocida.
- Cuartos de tomates cherry, cerezas y uvas.

Alimentos ricos en hierro:[5]

- Palitos o tiras de pollo, pavo, ternera, tortilla francesa…
- Carnes mechadas o desmenuzadas + puré (con la mano o en croquetas), guisos suaves.
- Purés (con precuchara o cuchara).
- Carne picada (en boloñesa o recetas como hamburguesas o albóndigas).

Alimentos densos en calorías y nutrientes:

- Bolitas de arroz, cuscús, quinoa, avena o trufas.
- Rebanadita de pan.
- Tortitas en tiras o palitos de polenta.

---

5. Véase la página 118 («Todo sobre el hierro»).

- Pastas como espaguetis o espirales largos.
- Gachas o purés (con precuchara).
- Yogur natural o de soja natural [6]

Tras los 12-18 meses, se podrá ir ofreciendo el plato saludable. [7]

En las pp. 28-31 hemos dejado un listado de ideas fáciles y rápidas que podrán servir de base para variar el menú familiar.

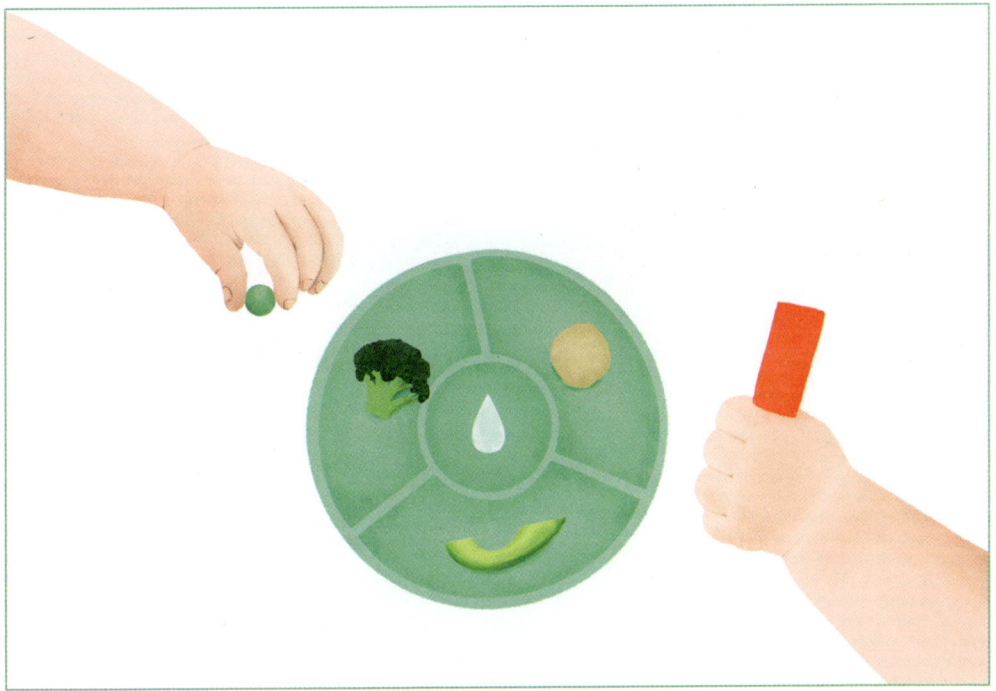

6. Preferiblemente se ofrecerán a partir de los nueve meses.
7. En p. 131 de *Sin dientes y a bocados*.

SU PRIMER CUMPLEAÑOS

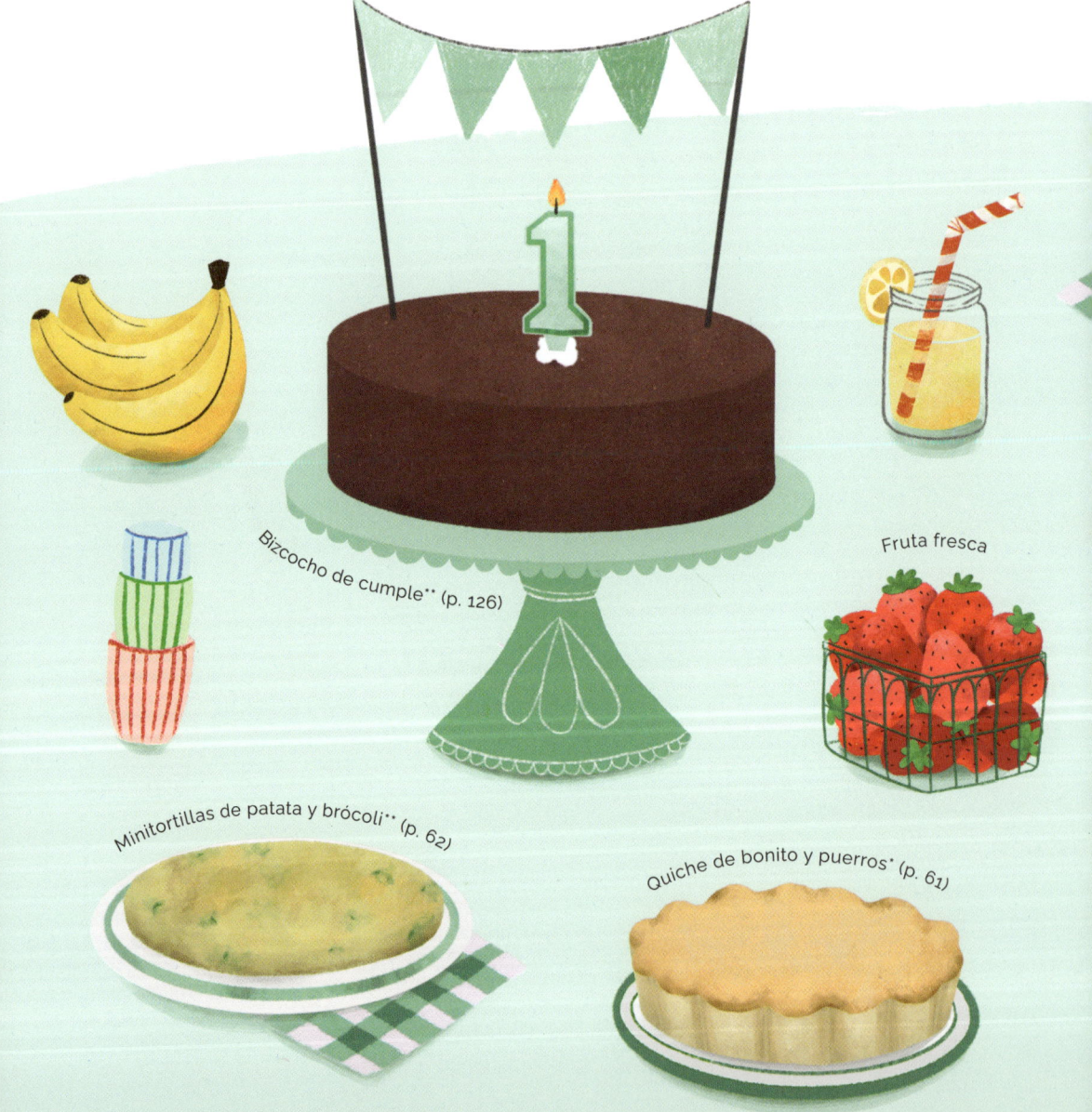

Bizcocho de cumple** (p. 126)

Fruta fresca

Minitortillas de patata y brócoli** (p. 62)

Quiche de bonito y puerros* (p. 61)

Nota: las recetas con * se encuentran en este libro. Las recetas con ** las hallarás en *Sin dientes y a bocados*.

MÁS SUGERENCIAS

Pumpkin Cake* (p. 104)
Minitortillas de patata y coliflor** (p. 68)
Su primera pizza* (p. 90)
Bizcochitos de zanahoria** (p. 42)
Trufas de avellanas y pasas** (p. 115)
Galletitas de avena y coco** (p. 77)

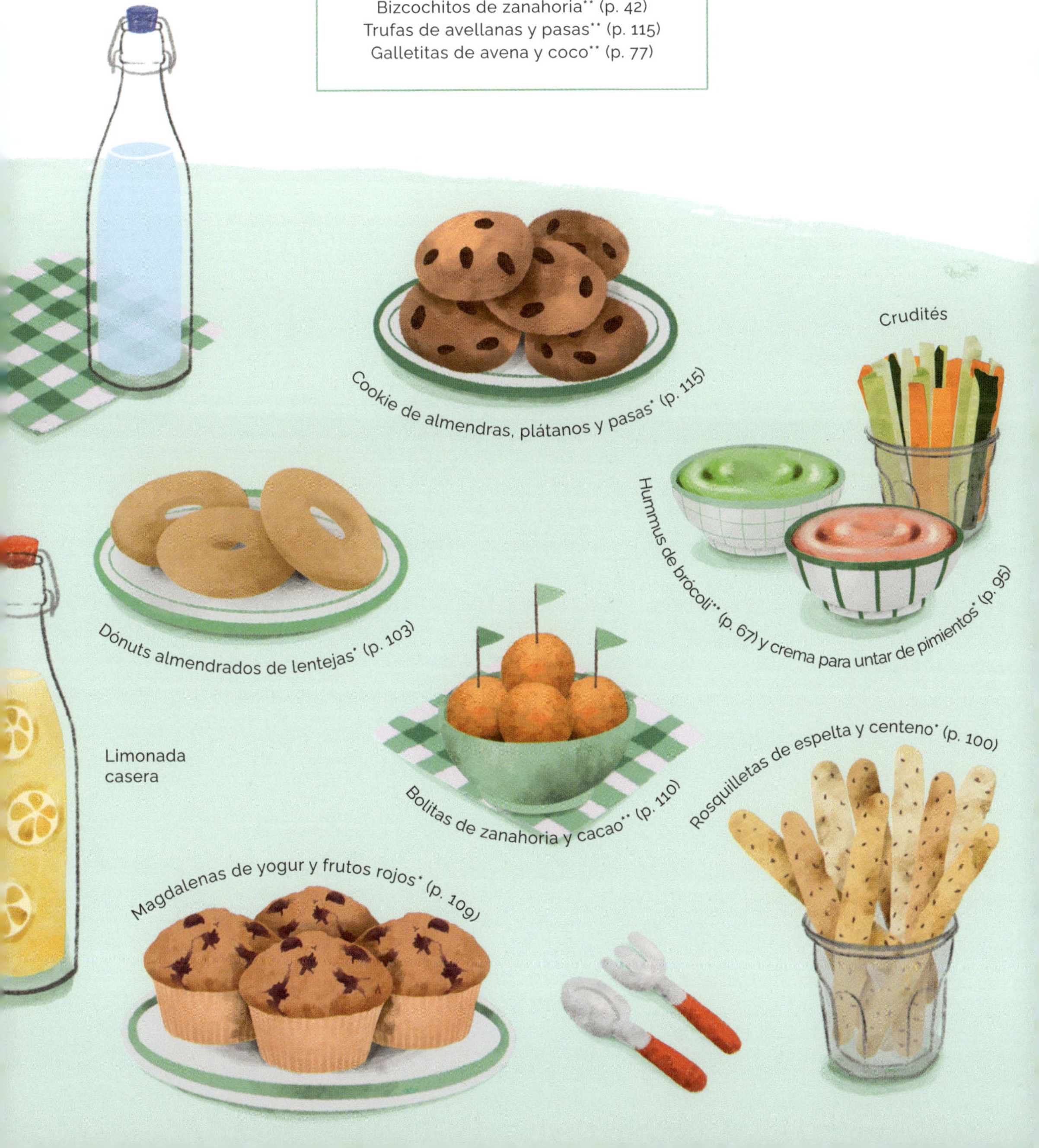

Cookie de almendras, plátanos y pasas* (p. 115)

Crudités

Hummus de brócoli** (p. 67) y crema para untar de pimientos* (p. 95)

Dónuts almendrados de lentejas* (p. 103)

Limonada casera

Bolitas de zanahoria y cacao** (p. 110)

Rosquilletas de espelta y centeno* (p. 100)

Magdalenas de yogur y frutos rojos* (p. 109)